Mein Biorhythmus

humboldt
Ratgeber

Von demselben Verfasser sind bisher erschienen:

Heilpflanzen kennenlernen und anwenden	ht 342
Guter Schlaf – gute Nerven	ht 354
Allergien	ht 365
Hautkrankheiten – vorbeugen – lindern – heilen	ht 388
Kopfschmerzen + Migräne	ht 408
Taschenlexikon der Naturheilkunde	ht 410
Depressionen – vorbeugen – lindern – heilen	ht 431
Schluß mit dem Streß!	ht 452
Elektro-Akupunktur	ht 480
Alkohol – das Problem	ht 497
Gesund + fit durch natürliche Lebensweise	ht 501
Hämorrhoiden + Darmleiden	ht 518
Prüfe Deine Menschenkenntnis	ht 531
Eignungs- und Persönlichkeitstests	ht 548
Homöopathie	ht 553
Erfolgsgeheimnis Selbsthypnose	ht 571
Ratgeber Wechseljahre	ht 589

In der gleichen Reihe:

Erste Hilfe	ht 207
Kneippkur – auch zu Hause	ht 230
Angst erkennen – Angst überwinden	ht 276
Autogenes Training – Schritt für Schritt	ht 336
Rückenschmerzen	ht 339
Fernöstliche Heilmassage	ht 355
Rheuma – vorbeugen – lindern – heilen	ht 364
Wörterbuch der Psychologie	ht 416
Entspannungs-Training	ht 430
Bandscheibenbeschwerden	ht 442
Frauenkrankheiten	ht 455
Taschenlexikon der Medizin	ht 462
Kranke Seele – kranker Körper	ht 484
Chinesische Atem- und Heilgymnastik	ht 534
Bewährte Haus- und Heilmittel	ht 562
Schluß mit dem Rauchen!	ht 572

Weitere Titel in Vorbereitung

Mein Biorhythmus

Von Gerhard Leibold

humboldt

humboldt-taschenbuch 494

Umschlaggrafik und Umschlaggestaltung: Christa Manner, München
Abbildungen im Innenteil des Bandes: Susanne Ueber, Karlsruhe

Hinweis für den Leser:
Alle Angaben in diesem Buch ohne Gewähr.

Druck: Presse-Druck Augsburg
Printed in Germany
ISBN 3-581-66494-1

3 * 89

Inhalt

Vorwort

Ab und zu erlebt jeder von uns einen Tag, an dem er vor Unternehmungslust und Lebensfreude überschäumt, ohne dafür einen vernünftigen Grund angeben zu können. Auf Anhieb gelingt alles mühelos, man könnte Bäume ausreißen, Berge versetzen und die ganze Welt umarmen.

Dann gibt es aber auch die anderen Tage, die wir auch alle kennen, an denen scheinbar ebenso grundlos alles mißlingt. Meist erwachen wir schon schlapp und niedergeschlagen und möchten am liebsten gleich wieder die Decke über den Kopf ziehen, weil wir den »schwarzen Tag« voraussehen. Gereizt, unlustig und rundum unglücklich stehen wir ihn dann aber doch irgendwie durch. Am nächsten Morgen sieht die Welt meist schon wieder viel freundlicher aus.

»Zufall«, meinen viele Menschen, »schlecht geträumt« oder »das muß am Wetter liegen«, sagen andere. Die meisten von uns denken nicht viel über ihre guten und schlechten Tage nach, sonst merkten sie bald, daß ein gewisses System dahintersteckt. Zwar gibt es verschiedene Ursachen für solche Glücks- und Pechtage, sehr oft spielt aber die persönliche Biorhythmuslage an einem solchen Tag die entscheidende Rolle.

Mit diesen Biorhythmen – das Wort stammt vom griechischen bios (= Leben) und rhythmos (= Wiederkehr des Ähnlichen in ähnlichen Zeitabständen) –, die unser Leben maßgeblich beeinflussen, befaßt sich seit einiger Zeit auch eine besondere Disziplin der Naturwissenschaften, die Chronobiologie. Diese Bezeichnung, aus den griechischen Worten chronos (= Zeit) und bios (= Leben) zusammengesetzt, bedeutet Wissenschaft von der biologischen Zeit, also Erforschung der inneren Uhren, die Körper, Geist und Seelenleben lenken.

Die Lehre von den Biorhythmen ist heute noch umstritten. Manche Wissenschaftler betrachten sie trotz überzeugender Beweise als ein »Hirngespinst«, das jeder wissenschaftlichen Grundlage entbehrt.

Andere dagegen sehen darin einen entscheidenden Faktor im Leben des Menschen und erwarten von der Chronobiologie wichtige Erkenntnisse, die Teile der Wissenschaft – nicht zuletzt auch Medizin und Psychologie – tiefgreifend verändern könnten. Die Zahl derer, die der zweiten Ansicht zuneigen, nimmt ständig zu, je mehr die Forschungsarbeiten in aller Welt die Geheimnisse der Biorhythmen enträtseln. Allerdings gibt es noch kein einheitliches Lehrgebäude der Chronobiologie. Wie jede junge Wissenschaft wirft sie mit ihren Untersuchungsergebnissen oft mehr Fragen auf, als beantwortet werden. Das spricht aber nicht gegen sie, sondern sollte ein Ansporn zu neuen Experimenten sein, deren Ergebnisse auch die letzten Kritiker irgendwann überzeugen werden.
Gerade in der Medizin kann die Chronobiologie schon aufgrund der heute vorliegenden Forschungsergebnisse eine große Rolle spielen. Der aufgeschlossene Therapeut, der sich näher damit beschäftigen will, findet bisher aber noch keine zusammenhängenden, umfassenden Informationen. Die meisten Lehrbücher verschweigen die Biorhythmen noch ganz, und auch in der Ausbildung angehender Mediziner gibt es dazu keinerlei Hinweise. Das erklärt sich nicht allein aus Skepsis und Vorurteilen der Schulmedizin. Die Ergebnisse chronobiologischer Forschung liegen bisher in aller Welt verstreut in den Archiven, so daß eine Zusammenfassung auf erhebliche Hindernisse stößt. Davon abgesehen lassen sich die Forderungen, die sich aus der Biorhythmik ergeben, oft nicht mit dem üblichen Dienstplan einer Klinik oder den Sprechstunden der ambulanten Praxis vereinbaren. Und schließlich ist vielen Medizinern das Denken in mathematischen Kategorien weitgehend fremd, das die Chronobiologie teilweise erfordert. Es wird wohl noch mehr als eine Generation von Medizinern heranwachsen, ehe die Chronobiologie auch in Diagnostik und Therapie gebührend beachtet wird.
Viele Erkenntnisse chronobiologischer Forschung kann man aber auch selbst im täglichen Leben nutzen. Darüber informiert dieses Buch ausführlich. Wer im Einklang mit seinen inneren Uhren zu leben versucht, lebt leichter und gesünder. Beginnen Sie deshalb noch heute damit, Ihre Lebensgewohnheiten den Biorhythmen anzupassen; es zahlt sich bestimmt bald aus.

Einleitung »Alles schwingt« – Biorhythmen als Naturphänomen

Als der griechische Philosoph Heraklit von Ephesus (540–480 vor Christus) seine These »Panta rhei« (Alles fließt) als Naturgesetz formulierte, ahnte er noch nichts von den Biorhythmen. Dem ewigen Fließen aller Dinge, das er als naturgegeben annahm, entsprachen die Sanduhren, die Zeitmesser des antiken Griechenlands.
Heute messen wir die verrinnende Zeit durch rhythmisch zwischen zwei Extremen schwingende Pendel oder mit Hilfe der elektrisch stimulierten Schwingungen in Quarzkristallen. Wenn Heraklit heute lebte, vielleicht würde er seine These in »Alles schwingt« umformulieren.
Dem Phänomen der Bipolarität, des Schwingens zwischen zwei entgegengesetzten Polen, begegnen wir in allen Lebensbereichen. Das beginnt bereits mit dem Atom, an dem wir die negativ geladene Elektronenhülle und den elektrisch positiv geladenen Atomkern unterscheiden, und setzt sich fort bis ins Weltall, das von Licht- und anderen Schwingungen erfüllt ist. Überall herrscht das Gesetz von Anziehung und Abstoßung, von Schwingungen aus dem Plus- in den Minusbereich und umgekehrt, von Energieentladung und Energiespeicherung.
Auch der Mensch unterliegt dem ständigen Schwingen zwischen Extremen. Im weitesten Sinn bedeutet unser Leben eine einzige große Schwingung, die mit der Geburt beginnt und mit dem Tod endet. Viele unserer Körperfunktionen unterliegen dem ständig wiederkehrenden Schwingen zwischen höchster Leistung und nahezu völliger Ruhe. Auffälligster Ausdruck ist wohl der Schlaf-Wach-Rhythmus. Auch im seelischen Bereich gilt das Gesetz von der Bipolarität, des Schwingens zwischen Freude und Trauer, Mut und Verzagtheit. Aus den Extremen gewinnen wir unsere Spannkraft und Energie, ohne solche Schwingungen verliefe das Leben monoton und langweilig. Aus der Streßforschung wissen wir, daß die Ereignislosigkeit und Spannungslosigkeit des Lebens ebenso schadet wie die dauernde übersteigerte Spannung.

Genaugenommen sind diese Rhythmen von Körper, Geist und Seele keine Entdeckung der Neuzeit. Eine erste Ahnung davon hatte schon der geistige Vater der modernen Medizin, der griechische Arzt Hippokrates, der etwa 100 Jahre nach Heraklit lebte. Aus Überlieferungen wissen wir, daß er seine Schüler anwies, bei der Behandlung von Kranken auch deren regelmäßig wiederkehrende guten und schlechten Tage zu berücksichtigen.

Mit dem Niedergang der antiken Hochkulturen geriet auch dieses Wissen in Vergessenheit. Erst zu Beginn des 20. Jahrhunderts begründete man die Lehre von den Biorhythmen neu. Am Anfang der modernen Chronobiologie stehen der deutsche Arzt Dr. Wilhelm Fliess, ein enger Freund Sigmund Freuds, und der österreichische Psychologe Dr. Hermann Swoboda. Unabhängig voneinander entdeckten beide durch die Auswertung Tausender von Krankengeschichten zwei Grundrhythmen, den 23tägigen des Körpers und den 28tägigen der Seele.

Etwa zwei Jahrzehnte später wies der Innsbrucker Professor Alfred Teltscher anhand der Prüfungsergebnisse vieler hundert Schüler dann als dritten Grundrhythmus den 33tägigen Intelligenzrhythmus nach.

Leider fanden diese drei Pioniere der Chronobiologie noch keine rechte Resonanz. In den Wirren des Zweiten Weltkriegs drohten ihre Erkenntnisse wieder unterzugehen. Vielleicht gäbe es heute noch keine Chronobiologie, wenn sich 1946 in der Schweiz nicht ein Zugunglück ereignet hätte. Der Schweizer Hans Frueh, der schon von den Biorhythmen gehört hatte, berechnete nach den Geburtsdaten der Zugführer und Heizer der beiden verunglückten Züge die Biorhythmuslagen und kam zu einem verblüffenden Ergebnis: Drei von ihnen befanden sich am Unfalltag gerade in einem Rhythmustief, einer sogar in einem Tief aller drei Grundrhythmen.

Fruehs Freund George Thommen, gebürtiger Schweizer, aber in den USA als Geschäftsmann ansässig, dem er darüber berichtete, nahm das zunächst nicht ernst. Erst als sich im Jahr danach in Amerika ein ähnliches Unglück ereignete, fielen Thommen wieder die Biorhythmogramme seines Freundes Frueh ein. Neugierig berechnete er die Biorhythmen der Zugführer und Heizer der beiden Züge, die an dem amerikanischen Eisenbahnunglück beteiligt waren, und kam zu einem noch eindeutigeren Resultat. Alle vier hatten am Unfalltag einen kritischen Tag, ein Zugführer sogar ein zweifaches, einer der Heizer ein dreifaches Tief. Das überzeugte Thommen vollständig. Von nun an widmete er sich ganz der Erfor-

schung der Biorhythmen und schrieb später darüber auch das erste Buch in englischer Sprache unter dem Titel »Is this your day?«.
Heute wird Biorhythmusforschung in aller Welt betrieben, zum Teil mit Hilfe von Computern. Besonders in USA und Japan genießt die Biorhythmik einen hohen Stellenwert. In der Bundesrepublik befaßten sich vor allem das renommierte Max-Planck-Institut für Verhaltensforschung und die Professoren Franz Halberg, Präsident der Internationalen Gesellschaft für Chronobiologie, Helmut Künkel, Heinz von Mayersbach und Ulrich Stocksmeier damit; alles anerkannte Naturwissenschaftler, denen jeder Okkultismus in Forschung und Lehre fremd ist. Sie bürgen dafür, daß die Biorhythmen keine »Hirngespinste« ohne wissenschaftliche Grundlage sind.
Neben den drei Grundrhythmen kennen wir inzwischen eine ganze Reihe anderer, zum Teil gerade für die Medizin sehr aufschlußreicher Biorhythmen. Wahrscheinlich laufen nahezu alle Lebensprozesse in bestimmten zeitlichen Intervallen ab. »Alles schwingt«, dies ist eine fundamentale Eigenschaft der Natur, also auch für den Menschen uneingeschränkt gültig. Zwar können äußere Faktoren manche Rhythmen verändern, ohne solche Einflüsse laufen sie aber immer annähernd gleich ab.

Mit den verschiedenen Biorhythmen werden wir uns später ausführlicher beschäftigen. Grundsätzlich unterteilt man sie heute in drei große Gruppen:

- Circadiane Biorhythmen, die etwa einen Tag dauern; typische Beispiele dafür sind Schlaf-Wach-Rhythmus, Stoffwechselfunktionen, Blutdruck, Blutzuckerspiegel und Körpertemperatur.
- Ultradiane Biorhythmen, die einige Tausendstel Sekunden bis Stunden dauern, zum Beispiel bestimmte Funktionen im zentralen Nervensystem, Traum- und Tiefschlafphasen, Hunger und Durst.
- Infradiane Biorhythmen, die mehr als einen Tag dauern, man denke an den Menstruationszyklus der Frau oder jahreszeitlich bedingte Veränderungen der körperlichen und seelischen Funktionen.

Die Lehre von den natürlichen Schwingungen, die unser Leben steuern, steht noch am Anfang. Dennoch ist sie schon mehr als eine interessante Theorie. Bereits heute kann man absehen, daß sie neue Akzente im Alltag wie in den Naturwissenschaften setzen wird – als kleines, aber unentbehrliches Teilchen im komplizierten Puzzle der Welt, in der wir leben.

Die »inneren Uhren« des Menschen

Unsere Vorfahren, die noch keinen Wecker besaßen, wachten trotzdem jeden Morgen zur rechten Zeit auf. Und wenn sie auf dem Feld arbeiteten, wußten sie auch ohne Armbanduhr und ohne Bestimmung des Sonnenstands annähernd genau, wie spät es war.

Die Existenz einer »Uhr im Kopf« ist uns also schon lange bekannt. Auch beim heutigen Menschen ist diese Fähigkeit noch vorhanden, mangels Übung aber zum Teil verkümmert. Am deutlichsten erleben das viele von uns wohl an den freien Wochenenden, wenn sie eigentlich genug Zeit zum Ausschlafen hätten. Der innere Wecker spielt da oft nicht mit, sondern läßt sie zur gewohnten Zeit wie unter der Woche aufwachen.

Diese innere Uhr, die in manchen medizinischen Lehrbüchern als Ergebnis von Übung und Gewohnheit beschrieben wird, ist relativ bedeutungslos. Wir kommen später im Kapitel über den Schlaf-Wach-Rhythmus nochmals auf sie zurück. Den Wissenschaftlern des Max-Planck-Instituts für Verhaltensforschung im bayerischen Andechs verdanken wir in erster Linie den experimentellen Nachweis, daß es nicht nur eine innere Uhr gibt, sondern mehrere. Streng genommen verfügt sogar jede einzelne Zelle unseres Körpers über ihre eigene Uhr mit eigenem Antrieb.

Normalerweise sind die Billionen von einander unabhängiger Uhren so geschaltet, daß sie synchron laufen. Unter Umständen kann dieser Gleichlauf aber gestört werden. Dann kommt es zur inneren Desynchronisation, ein Zustand, der bei längerer Dauer zu körperlichen, seelischen und geistigen Störungen führen kann. Vor allem Schichtarbeiter und Menschen, die häufig zwischen verschiedenen Zeitzonen reisen (wie Flugpersonal), leiden oft darunter. Die Beschwerden sind meist unklar und werden häufig unter der Verlegenheitsdiagnose »vegetative Dystonie« zusammengefaßt.

Mit den wichtigsten Taktgebern wollen wir uns nun ausführlicher beschäftigen.

Die drei Grundrhythmen

Drei große Biorhythmen nehmen nach heutigem Wissen Einfluß auf Körper, Geist und Seelenleben. Zwei davon wurden zuerst von dem Berliner Arzt Dr. Wilhelm Fliess (1858–1928) Anfang des 20. Jahrhunderts entdeckt und von ihm in der »Fliess'schen Periodenlehre« zusammengefaßt, die als Vorläuferin der modernen Chronobiologie anzusehen ist.

Sanitätsrat Fliess war ein gründlicher Beobachter der Natur. Jahrelang zeichnete er ständig wiederkehrende Ereignisse im Leben von Pflanzen, Tieren und Menschen auf, verglich sie miteinander und kam so schließlich zu der Erkenntnis, daß sie sich im Abstand von 23 oder 28 Tagen ständig wiederholten.

Doch damit begnügte er sich nicht. Er baute seine Periodenlehre weiter aus, indem er aus seinen Beobachtungen den Schluß ableitete, daß diese beiden Perioden in Wellenform ablaufen. Die Welle steigt von ihrem Ausgangspunkt auf der Nullinie langsam an und erreicht nach einem Viertel der Zeitstrecke den Gipfel. Allmählich fällt sie dann wieder bis zur Nullinie ab, die nach der Hälfte der Zeit erreicht wird. Nun sinkt sie unter die Nullinie, erreicht bei drei Vierteln der Zeitstrecke ihren Tiefstand und kehrt von da aus wieder zur Nullinie zurück, die am letzten Tag der Periode erreicht wird.

Die erste Hälfte der Schwingung bezeichnete Fliess als Plus- oder Aktivitätsphase, das »Wellental« der zweiten Hälfte als Minus- oder Regenerationsphase. In der Plusphase sind wir – vereinfacht ausgedrückt – auf Aktivität und Leistung eingestellt, verbrauchen also Energie. In der Minusphase dagegen steht die Regeneration der Kräfte und Energiespeicherung im Vordergrund.

Allerdings warnte Fliess gleich davor, diesen Unterschieden eine zu große Bedeutung beizumessen. Normalerweise wirken sie sich nicht allzu stark auf unser Leben aus. Viel größere Bedeutung kommt den Tagen im Verlauf einer vollen Periodenschwingung zu, an denen der Rhythmus aus der Plus- in die Minusphase oder

umgekehrt übergeht. Das ist also der erste, der mittlere und der letzte Tag. In der Chronobiologie nennt man den ersten und letzten Tag auch »periodischen Tag«, der mittlere wird als »halbperiodischer Tag« bezeichnet.
Fliess gewann seine Einsichten in die natürlichen Lebensrhythmen durch jahrelange Beobachtungen. Für die praktische Arbeit war eine solche Beobachtungsspanne natürlich untragbar. Deshalb schuf er schließlich auch noch die Möglichkeit, die augenblickliche Biorhythmuslage eines beliebigen Menschen rasch und einfach auszurechnen. Dazu benötigt man nur das Geburtsdatum. In der Zeit von der Zeugung bis zur Geburt nimmt das ungeborene Kind an den biologischen Rhythmen der Mutter teil. Da Fliess erkannte, daß die individuelle Biorhythmik mit dem ersten Atemzug nach der vollendeten Geburt beginnt und sich in stetiger, unabänderlicher Wiederholung bis zum Augenblick des Todes fortsetzt, war es nicht mehr schwierig, daraus eine mathematische Formel für die Praxis abzuleiten. Wir lernen sie im zweiten Teil dieses Buches noch kennen.
Fliess war ein Pionier, seine Zeit noch nicht reif für seine bahnbrechende Entdeckung. So mußte er hinnehmen, daß man ihn verspottete und seinen beiden Biorhythmen jede wissenschaftliche Grundlage absprach. Zwei Menschen nahmen ihn aber ernst: Sigmund Freud, der mit seiner Psychoanalyse ähnlichen Widerstand bei den etablierten Wissenschaftlern provoziert hatte und deshalb gut nachempfinden konnte, wie es seinem langjährigen Freund Fliess nun erging, und der Freud-Schüler Hermann Swoboda. Aus Diskussionen mit Freud über die Fliess'sche Periodenlehre kannte Swoboda die Theorien ziemlich genau. Sie faszinierten ihn so sehr, daß er bald daranging, in der gleichen Richtung zu forschen. Und er gelangte unabhängig von Fliess zu den gleichen Resultaten, die er auch veröffentlichte.
Leider reagierte Fliess auf diese Veröffentlichungen sehr empfindlich. Er fürchtete, Swoboda wollte ihm die geistige Vaterschaft an der Biorhythmik streitig machen (was tatsächlich nie der Fall war). Es kam zu Streitigkeiten, schließlich sogar zu gerichtlichen Auseinandersetzungen. All das war natürlich Wasser auf die Mühlen der zahlreichen Gegner der Biorhythmik; die junge Wissenschaft drohte unterzugehen.
Als Fliess 1928 starb, erhielt seine Lehre ganz unerwartet neuen Auftrieb. In Innsbruck hatte der Ingenieur Professor Dr. Teltscher die Examensarbeiten von Schülern und Studenten überprüft, um mögliche Zusammenhänge zwischen den Prüfungsergebnissen und den Fliess'schen Biorhythmen nachzuweisen. Die Ergebnisse dieser

Untersuchung ließen sich aber nur teilweise mit der Fliess'schen Periodenlehre in Einklang bringen. Teltscher entdeckte Unterschiede in den Leistungen, die nicht zum 23- oder 28-Tage-Rhythmus paßten, sondern auf einen neuen, 33tägigen Rhythmus hinwiesen. Offensichtlich gab es also noch eine dritte Periode für die geistige Leistungsfähigkeit. Diese Schwingung bezeichnete Teltscher als Intelligenzrhythmus. Damit war das theoretische Rüstzeug für die Chronobiologie komplett. Bis heute gehören die drei Grundrhythmen zum wichtigsten Instrumentarium der Biorhythmik.

»Männlicher« 23-Tage-Rhythmus des Körpers

Sanitätsrat Fliess lebte in einer Zeit, in der man noch fest umrissene Vorstellungen von männlich und weiblich hatte, die sich – obwohl oft Vorurteile – zum Teil bis heute hartnäckig gehalten haben. Deshalb versuchte er, den »Charakter« seiner beiden Biorhythmen unmißverständlich zu beschreiben, indem er die Attribute männlich und weiblich zufügte.
Der 23-Tage-Rhythmus bezieht sich auf die körperlichen Funktionen, steht also im Zusammenhang mit Leistungsfähigkeit, Kraftentfaltung und Widerstandsfähigkeit, alles traditionell »männliche« Eigenschaften. Darum sprach Fliess vom »männlichen« Rhythmus. In der ersten Hälfte des Körperrhythmus, der Aktivitätsphase, fühlen wir uns vitaler und kräftiger, können körperlich mehr leisten und bieten auch schädlichen äußeren Einflüssen (etwa Krankheitserregern) mehr Widerstand. Während der Regenerationsphase in der zweiten Hälfte der Schwingung sind wir insgesamt etwas anfälliger für Einflüsse von außen und leisten auch nicht ganz so viel. Bei kranken Menschen kann es in Perioden von 23 Tagen zur Verschlimmerung ihrer chronischen Beschwerden kommen, manchmal wechseln die Symptome auch in Abständen von 23 Tagen.
Die meisten gesunden Menschen merken bewußt nichts von dieser 23tägigen Periode. Nur am ersten und letzten periodischen und am mittleren halbperiodischen Tag kann sich die Biorhythmuslage des Körpers deutlicher spürbar auf das körperliche Befinden auswirken. Man fühlt sich an diesen Tagen nicht so recht »auf dem Damm«, Vitalität und Leistungsvermögen sind vermindert, und man holt sich auch leichter eine Erkältung oder andere Erkrankung, weil die körpereigene Abwehr vermindert ist. An solchen Tagen sollte man sich nicht zuviel an körperlicher Belastung zumu-

ten und besonders vernünftig leben, dann muß überhaupt nichts Unangenehmes geschehen. Wer vor einer Operation steht, sollte sie nie an einem kritischen Tag des 23-Tage-Rhythmus durchführen lassen, sondern am besten an einem Tag in der körperlichen Hochphase, weil sich sonst das Risiko nachoperativer Komplikationen deutlich erhöht. Schon Professor Sauerbruch und Professor Bier, zwei der großen deutschen Chirurgen, beachteten bei Operationen diese Regel der Fliess'schen Periodenlehre. Natürlich gilt das aber nur dann, wenn eine Operation nicht dringend notwendig ist.
Die Berechnung des 23-Tage-Rhythmus und seiner kritischen Tage werden wir im zweiten Teil erklären.

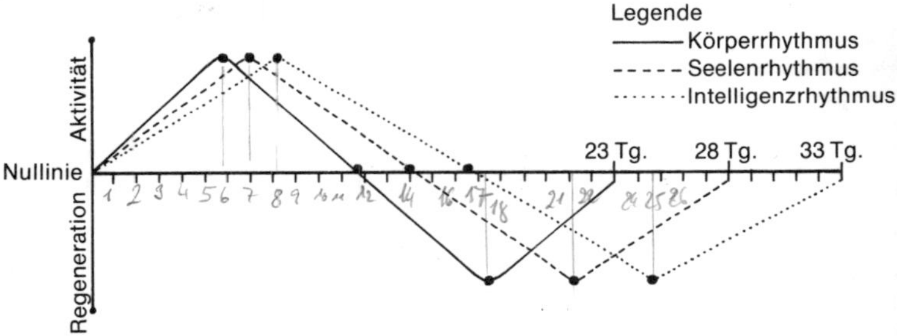

Abb. 1: Die drei Grundrhythmen

»Weiblicher« 28-Tage-Rhythmus der Seele

Zum traditionellen Rollenbild der Frau gehörten lange Zeit Eigenschaften wie Gefühlswärme, Sanftheit, Verständnis und ähnliches, Eigenschaften der Seele also. Auch hier hat sich inzwischen eine erste Wandlung in unserer Gesellschaft vollzogen, die es auch dem Mann »gestattet«, Gefühle zu zeigen. Fliess war aber noch ganz im traditionellen Rollenverständnis seiner Zeit befangen. So lag es nahe, daß er den zweiten Grundrhythmus, der sich auf das Seelenleben bezog, als den »weiblichen Rhythmus« bezeichnete.
Eine Schwingung des Seelenrhythmus dauert 28 Tage. Kritisch sind dabei also der erste und letzte sowie der halbperiodische 14. Tag, wenn die Rhythmuswelle die Nullinie kreuzt.
Während der seelischen Hochphase in den ersten beiden Wochen befinden wir uns in gehobener Stimmung, sind optimistischer, zuversichtlicher und voller positiver Gedanken und Gefühle. Im

zweiten Teil der Phase dagegen läßt die gute Grundstimmung nach, trübe Gedanken können sich einschleichen; wir reagieren empfindlicher auf äußere Einflüsse, zum Beispiel Enttäuschungen oder negative Erlebnisse. Bewußt nehmen wir diese Minusphase aber kaum wahr, so deutlich sind die Veränderungen nicht ausgeprägt. Während uns in der Plusphase die Welt aber ganz allgemein freundlicher erscheint und unangenehme Erfahrungen leichter verarbeitet werden, reagieren wir in der Regenerationsphase auch auf im Grund belanglose negative Ereignisse viel empfindlicher, vielleicht gar unangemessen stark. An den drei kritischen Tagen merken wir den Biorhythmus allerdings meist deutlicher. Häufig treten an diesen Tagen depressive Verstimmungen auf, die sich nicht aus äußeren Anlässen erklären lassen. Wir wirken an diesen Tagen unsicherer, vielleicht auch gereizter und nervöser als sonst; unser Selbstvertrauen ist »angeknackst«, wir blicken pessimistischer in die Zukunft; und manche Menschen möchten am liebsten von der Welt nichts mehr hören und sehen, sich einfach verkriechen.

Besonders deutlich wirkt sich der 28-Tage-Rhythmus der Seele bei seelisch gestörten Menschen aus. Bei manisch-depressiver Krankheit treten im 28-Tage-Rhythmus periodische Verschlimmerungen auf, ähnliches gilt für die Geisteskrankheit Schizophrenie. Der Wiener Nervenfacharzt Dr. E. Menninger-Lerchenthal wies nach, daß auch bei epileptischen Anfällen eine 28-Tage-Periode besteht. Unterstützt werden diese Beobachtungen durch Messungen der Gehirnaktionsströme (EEG) bei Patienten der amerikanischen Universität Syracuse. Sie ergaben, daß bestimmte Gehirnströme periodische Veränderungen im 28-Tage-Rhythmus aufweisen. Diese Ergebnisse beweisen zugleich, daß auch der »weibliche« Rhythmus keineswegs als bloßes »Hirngespinst« anzusehen ist.

Im zweiten Teil werden wir lernen, wie man den 28tägigen seelischen Rhythmus und seine drei kritischen Tage berechnet und im Alltag beachtet.

Der Intelligenzrhythmus

Unsere geistige Leistungsfähigkeit wird durch viele Faktoren beeinflußt, nicht zuletzt auch durch die beiden Grundrhythmen von Körper und Seelenleben. Man kann die Grundrhythmen nie unabhängig voneinander betrachten. Wenn wir uns körperlich und/oder seelisch in einem Tief befinden, dann leidet darunter immer der ganze Mensch, der nicht in Körper, Seelenleben und geistige Funktionen auseinanderdividiert werden darf. Je nachdem, welcher Rhythmus sich gerade in einer Hoch- oder Tiefphase oder in einem kritischen Tag befindet, betrifft der Grundrhythmus Körper, Seele oder Geist aber besonders spürbar. Wenn das nicht so wäre, hätte die Berechnung der einzelnen Grundrhythmen ja wenig Sinn.

Es kann auch durchaus einmal vorkommen, daß zwei oder drei Grundrhythmen gleichzeitig einen kritischen Tag erreichen, eine besonders schwierige Situation. Allerdings ist das mathematisch relativ selten möglich.

Der Intelligenzrhythmus betrifft unsere geistige Leistungsfähigkeit, insbesondere also unser logisches Denkvermögen, unsere Konzentration und Kreativität. Er dauert insgesamt 33 Tage. Kritische Tage mit vermindertem geistigen Leistungsvermögen sind am ersten und letzten sowie am halbperiodischen 16. Tag zu erwarten.

In der Aktivitätsphase, die etwas länger als zwei Wochen dauert, gelingen uns geistige Aufgaben besonders gut. Nach Möglichkeit sollte man deshalb in dieser Zeit Prüfungen absolvieren, schwierige Aufgaben lösen, wichtige Entscheidungen treffen und Zukunftspläne in Angriff nehmen. Wenn dann das geistige Tief kommt, sind die Weichen in die richtige Richtung bereits gestellt; die kritischen Tage können uns nicht mehr so viel anhaben. Auch das Lernen und Behalten des Lehrstoffs gelingt während der Plusphase des Intelligenzrhythmus viel leichter und rascher.

In der Minusphase lassen Konzentration und Gedächtnis nach. Wir lassen uns leichter ablenken, arbeiten weniger effektiv und neigen auch dazu, falsche Entscheidungen und Urteile zu treffen. Wie stark die Tiefphase des Intelligenzrhythmus, vor allem aber die drei kritischen Tage, unsere geistige Leistungsfähigkeit beeinflussen, konnte inzwischen durch zahlreiche Untersuchungen nachgewiesen werden. Vor allem bei Prüfungen spielt die Rhythmuslage eine große Rolle, gleichgültig, ob es sich um eine Schülerarbeit, ein Examen, ein Einstellungsgespräch beim möglichen neuen Arbeitgeber oder eine Fahrprüfung handelt. Nach Möglichkeit sollte man deshalb für jede wichtige Aufgabe, für jede Prüfung oder ähnliche Situation einen Tag auswählen, an dem sich zumindest der Intelligenzrhythmus in einem Hoch befindet, besser aber zwei oder alle drei Grundrhythmen auf Aktivität hinweisen. An unseren Schulen wird darauf leider noch keine Rücksicht genommen. Immerhin hat es aber auch der Schüler in der Hand, wann er zum Beispiel eine Hausarbeit beginnt, für die ihm mehrere Tage zur Verfügung stehen, oder wann er sich auf eine bestimmte Prüfung vorzubereiten beginnt. Und bei der Führerscheinprüfung – bekannt für ihre relativ hohen Durchfallquoten – kann man viel Zeit und Geld sparen,

wenn man die Prüfung zumindest im Einklang mit dem Intelligenzrhythmus ablegt; am besten aber dann, wenn sich Körper, Seelenleben und geistige Funktionen in einer Hochphase des Biorhythmus bewegen.
Gerade am Beispiel des Intelligenzrhythmus erkennt man sehr gut, wie umfassend die Biorhythmik in unseren Lebensalltag einwirkt und ein Neu- und Umdenken im persönlichen wie im gesellschaftlichen Raum erfordert. Schülerarbeiten müßten anders beurteilt werden, wenn man es schon nicht versteht, Biorhythmen und Prüfungen sinnvoll aufeinander abzustimmen. In den Betrieben müßten die Anforderungen an die einzelnen Mitarbeiter ebenso wie die Beurteilungen ihrer Leistungen nicht nur unter betriebswirtschaftlichen Aspekten betrachtet werden, sondern vor allem auch im Zusammenhang mit den individuellen Biorhythmen. Das wäre ein wichtiger Beitrag zur Humanisierung der Arbeitswelt, den bisher noch niemand aufgegriffen hat, obwohl er unter anderem entscheidend zur Verminderung von Arbeitsunfällen und Streß beitragen könnte. Die Liste der praktischen Anwendungsmöglichkeiten ließe sich noch lange fortsetzen.
Die Berechnung des individuellen Intelligenzrhythmus wird ebenfalls im zweiten Teil dieses Buches demonstriert.

»Gezeiten« der Organe

Rufen wir uns noch einmal in Erinnerung: Es gibt nicht nur eine innere Uhr und nicht nur drei Bio-Grundrhythmen, sondern unzählige Taktgeber mit eigenen Rhythmen. Das klingt zunächst verblüffend, deckt sich aber mit unseren seit langem bekannten Beobachtungen. So weiß zum Beispiel fast jeder medizinische Laie und natürlich jeder Mediziner, daß die Körpertemperatur im Laufe eines Tages Schwankungen unterliegt. Lange Zeit kümmerte man sich aber wenig um die Ursachen dieser natürlichen Veränderungen, man nahm sie einfach als naturgegeben hin. Erst die Untersuchungen der Chronobiologen, vor allem wieder des Max-Planck-Instituts für Verhaltensforschung in Andechs, zeigten uns, daß es für die Schwankungen der Körpertemperatur eine völlig unabhängige innere Uhr gibt. Ähnliche innere autonome Uhren wurden auch für andere Körperfunktionen entdeckt – und wir kennen heute wahrscheinlich noch lange nicht alle.

Der Nürnberger Arzt Dr. Eckstein befaßte sich vor allem mit den Taktgebern für die Rhythmen unserer inneren Organe. Er stellte im Verlauf seiner Untersuchungen fest, daß die meisten inneren Organe zu einer bestimmten Tageszeit den Höhepunkt ihrer Leistungsfähigkeit erreichen. Er dauert zwei Stunden und geht in eine gleichlange Phase der Regeneration über, in der die Organe nur noch auf Sparflamme arbeiten. Den Rest des Tages arbeiten sie zwar auch – je nach Bedarf mit unterschiedlicher Leistung –, erreichen aber nicht mehr die im 24-Stunden-Takt regelmäßig wiederkehrende Hochphase.

Die folgende Tabelle basiert auf Dr. Ecksteins Forschungsarbeiten und gibt die Aktivitäts- und Erholungsphasen innerer Organe im cirkadianen Rhythmus an.

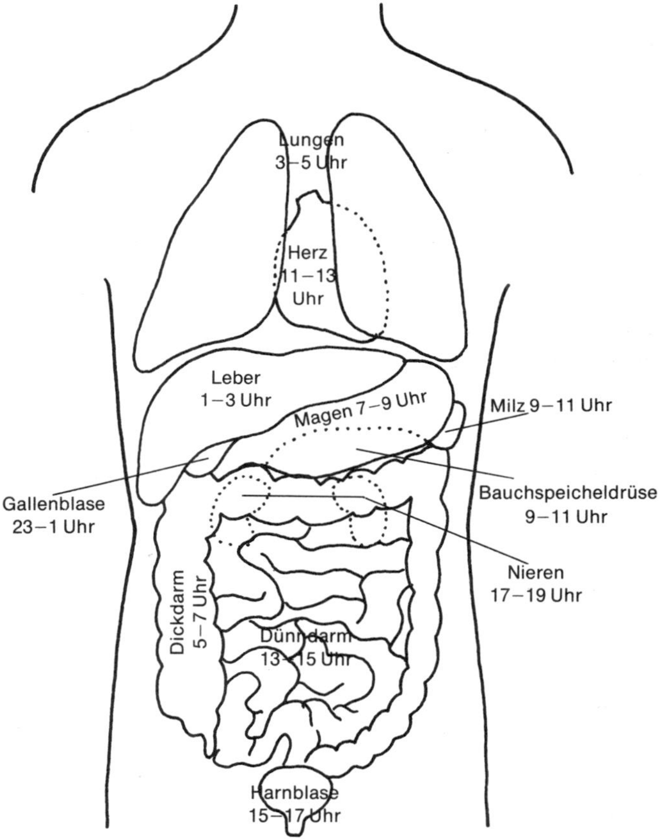

Abb. 2: Aktivitätsphasen innerer Organe

Organ	**Höchste Aktivität** von . . . bis . . . Uhr	**Erholungsphase** von . . . bis . . . Uhr
Dickdarm	5– 7	7– 9
Magen	7– 9	9–11
Milz und Bauchspeicheldrüse	9–11	11–13
Herz	11–13	13–15
Dünndarm	13–15	15–17
Harnblase	15–17	17–19

Organ	Höchste Aktivität von ... bis ... Uhr	Erholungsphase von ... bis ... Uhr
Nieren	17–19	19–21
Kreislauf	19–21	21–23
Allgemeine Energiesammlung	21–23	23– 1
Gallenblase	23– 1	1– 3
Leber	1– 3	3– 5
Lungen	3– 5	5– 7

Aus dieser Tabelle kann man ablesen, wann man den einzelnen Organen höhere Leistungen abverlangen darf, und wann man sie am besten überhaupt nicht beansprucht. Das ist medizinisch von Bedeutung, wenn es zum Beispiel um die Einnahme von Arzneimitteln oder andere Therapiemaßnahmen geht, sollte aber auch im täglichen Leben so weit wie möglich beachtet werden. Die Stuhlentleerung beispielsweise erfolgt am besten dann, wenn der Dickdarm seine Hochphase erreicht, also morgens zwischen 5 und 7 Uhr. Das deckt sich in etwa mit der Zeit, zu der die meisten Menschen aufstehen, bietet also keinerlei Schwierigkeiten in der Praxis. Abends nach 21 Uhr sollte man dem Körper keine besonderen Leistungen mehr abverlangen, denn jetzt ist er auf Energiespeicherung eingestellt. Für viele Menschen wird es am besten sein, wenn sie um 22 Uhr zu Bett gehen. Allerdings gilt das nicht pauschal, weil der Schlaf-Wach-Rhythmus individuell von einer anderen inneren Uhr gesteuert wird, die ebenfalls beachtet werden muß.
Neben den inneren Uhren, die für die »Gezeiten« unserer inneren Organe zuständig sind, gibt es noch andere Taktgeber zur Steuerung bestimmter Körperfunktionen. Die wichtigsten, die heute schon genauer bekannt sind, wollen wir nun untersuchen.

Rhythmische Schwankungen der Herz-Kreislauf-Funktionen

Erkrankungen des Herzens und der Blutgefäße oder Störungen der Durchblutung sind heute zu wahren Volksseuchen geworden. In der Statistik der Todesursachen stehen sie in fast allen Industrienationen an erster Stelle. Trotz fieberhafter Forschungsarbeiten, die eine Reihe wichtiger Erkenntnisse und neuer Behandlungsmethoden brachten, gelang es bisher nicht, dieses Gesundheitsproblem erster Ordnung spürbar einzudämmen oder wenigstens alle Ursachen sicher aufzuklären. Mit Sicherheit wissen wir nur, daß die Erkrankungen vor allem durch Risikofaktoren hervorgerufen werden, die in der Lebensweise des heutigen Menschen zu suchen sind. Die Erfahrung lehrt, daß sich solche Fehler, die insbesondere auch bei der Ernährung und dem Umgang mit Genußmitteln weit verbreitet sind, nur allmählich durch ständige Information und Motivation abbauen lassen. Solange hier noch keine deutlicheren Erfolge erzielt werden, kommt der Frühdiagnostik von Risikofaktoren – vor allem des Bluthochdrucks – entscheidende Bedeutung zu.

Auf den ersten Blick scheint sich diese Forderung problemlos zu erfüllen. Die Blutdruckmessung gehört zum Beispiel zu den Routineuntersuchungen in der allgemeinmedizinischen Praxis und scheint eindeutige Befunde zu liefern. Risikopatienten können ihren Blutdruck sogar selbst messen und die Werte ab und zu ihrem Therapeuten vorlegen, damit er aus dem Verlauf Rückschlüsse auf die Gefährdung und die Wirksamkeit der Therapie ziehen kann. Auch die Pulsfrequenz, also die Zahl der Herzschläge pro Minute, läßt sich leicht ermitteln. Gewöhnlich tastet man dazu oberhalb des Handgelenks auf der Daumenseite die Speichenarterie, in der sich jeder Herzschlag als rhythmische Pulswelle fühlen läßt.

Es kommt aber nicht nur auf die richtige diagnostische Technik an, die jeder Laie leicht erlernen kann, sondern vor allem auf die richtige Beurteilung der ermittelten Werte. Und dabei beginnen die Probleme. Herzschlag, Blutdruck und andere Funktionen des Herz-Kreislauf-Systems unterliegen nämlich einem cirkadianen Rhythmus. Das heißt, sie schwanken im Verlauf eines Tages ganz natürlich. Je nachdem, zu welcher Tageszeit sie gemessen werden, gelangt man also zu unterschiedlichen Ergebnissen. Beim einen scheint der Blutdruck normal, obwohl er tatsächlich zu anderen Zeiten unter Hochdruck leidet, der behandelt werden müßte. Beim anderen ergibt die Pulsfrequenz eine Beschleunigung des Herzschlags, obwohl dieser bei einer Überprüfung zu einem anderen Zeitpunkt wieder im Normbereich liegt.

Diagnostische Sicherheit erhält man nur dann, wenn man die Werte im Zusammenhang mit dem cirkadianen Biorhythmus beurteilt. Das erfordert Messungen zu verschiedenen Zeiten, wie sie heute in der Praxis nicht üblich sind, und eine genaue Kenntnis der normalen Schwankungen von Blutdruck und Herzfrequenz im Laufe eines Tages.

Normalerweise erreicht der Blutdruck am frühen Abend gegen 18 Uhr seinen höchsten Wert. Danach sinkt er langsam ab und gelangt gegen 23 Uhr auf dem Tiefststand an. Gegen 6 Uhr morgens, wenn die meisten Menschen kurz vor dem Erwachen stehen oder bereits wieder aufgestanden sind, beginnt er wieder anzusteigen. Dieser Rhythmus gilt allerdings nicht pauschal für jeden Menschen und ist außerdem ziemlich unstabil. Zahlreiche Einflüsse, die im Lauf des Tages auf uns einwirken, können ihn stören. So wird er zum Beispiel durch Aufregungen, Ärger, Genußmittel (vor allem Nikotin) und verschiedene andere alltägliche äußere Faktoren beeinflußt. Selbst die innere Spannung, der wir bei einem Arztbesuch ausgesetzt sind, treibt den Blutdruck häufig in die Höhe. Deshalb gibt die gelegentliche Messung des Blutdrucks nie sicheren Aufschluß darüber, ob Bluthochdruck besteht. Und eindeutige andere Beschwerden sind bei dieser Krankheit auch nicht festzustellen. So kann der bei einer Routineuntersuchung nicht diagnostizierte Hochdruck schleichend Herz und Gefäße schädigen, Infarkt und Schlaganfall mit verursachen.
Der Chronobiologie gelang es, eindeutige Hinweise auf Bluthochdruck im veränderten Biorhythmus nachzuweisen. Trotz ihrer großen Bedeutung für die diagnostische Sicherheit sind sie bislang kaum über den Kreis der wenigen Biorhythmus-Fachleute hinaus bekanntgeworden. Die Erkenntnisse beruhen vor allem auf Beobachtungen von Dr. Th. Schmidt vom Zentrum für innere Medizin der Universität Ulm. Sie ergaben folgende drei wichtigen Tatsachen:

- Der Blutdruck erreicht normalerweise bei Gesunden wie bei Hochdruckkranken gegen 18 Uhr seinen höchsten Wert.
- Während er bei Gesunden aber bis gegen 23 Uhr auf den niedrigsten Wert absinkt, dauert das beim Hochdruckkranken wegen dessen gestörter innerer Uhr viel länger, im Durchschnitt bis gegen 4.30 Uhr.
- Gegen 6 Uhr steigt der Blutdruck dann bei Gesunden und Hochdruckkranken wieder an, wobei er sich beim Hypertoniker viel schneller als beim Gesunden erhöht.

Drei Erkenntnisse von zentraler Bedeutung für die sichere Diagnose des verbreiteten Bluthochdrucks, die nur einen gravierenden »Schönheitsfehler« aufweisen: Mit den üblichen Sprechstunden oder Dienstplänen der Kliniken kann man sie unmöglich erfassen. Und solange hier keine Änderung erfolgt, behandelt man weiterhin Menschen gegen Bluthochdruck, die überhaupt nicht darunter leiden, und versäumt die rechtzeitige gezielte Therapie bei anderen, deren Hypertonie behandlungsbedürftig ist. Davor gibt es nur einen Schutz: Die Selbstmessung, auf die wir im zweiten Teil ausführlich eingehen werden.

Ähnlich wie der Blutdruck wird auch die Pulsfrequenz – besser gesagt die Zahl der Herzschläge pro Minute – durch verschiedene Einflüsse verändert. Im Durchschnitt liegt sie zwischen 60 und 70 Schlägen pro Minute, Abweichungen nach oben und unten innerhalb gewisser Grenzen treten auch bei Gesunden recht oft auf. Gesteuert wird die Herzfrequenz vom vegetativen Nervensystem. Der Sympathikusnerv beschleunigt den Herzschlag, der Vagusnerv verlangsamt ihn. Wenn die Reize dieser beiden Nerven wegfallen, bleibt noch die autonome Reizbildung des Herzens im »Vorhofknoten«, um die gleichmäßige Herzfrequenz aufrecht zu erhalten.

Über das vegetative Nervensystem beeinflussen Aufregungen, verschiedene Krankheiten (wie Fieber, Nervenschwäche, Schilddrüsenstörungen) und der Schlaf den Herzrhythmus. Alle diese Ursachen für Abweichungen des Herzschlags von der Norm werden in der Allgemeinmedizin schon lange berücksichtigt. Noch nicht beachtet wird dagegen die »Herzuhr«, die im cirkadianen Biorhythmus den Herzschlag steuert. Sie arbeitet weitgehend unabhängig von der äußeren Zeit. Das beweist zum Beispiel die Beobachtung, daß der Biorhythmus des Herzens auch dann bis zu einem gewissen Grad unverändert erhalten bleibt, wenn ein Mensch ständig Nachtarbeit leistet, die äußere Zeit seinem Herzen also eigentlich einen anderen Rhythmus abverlangt.

Die Aktivitätsphase des Herzens beginnt um 11 Uhr und endet gegen 13 Uhr. In dieser Zeit schlägt der Puls normalerweise am schnellsten. Die anschließende Erholungsphase aber ist keineswegs identisch mit der Zeit des langsamsten Herzschlags. Dieser wird erst in der Nacht erreicht. Ob sich das aus der Tatsache erklärt, daß der Vagusnerv nachts im Schlaf überwiegt und unter anderem auch den Herzschlag verlangsamt, oder ob die »Herzuhr« die Herzschlagfolge auf andere Weise steuert, ist noch nicht sicher bekannt.

Für Diagnose und Therapie von Herzkrankheiten kann der Biorhythmus große Bedeutung erlangen. Wer zum Beispiel ein herzanregendes Arzneimittel nach der Standardverordnung »3 mal täglich« einnimmt, gerät damit in die Erholungsphase des Herzens von 13 bis 15 Uhr und regt den Herzschlag abends nochmals an, obwohl das Herz sich jetzt nach dem Biorhythmus auf eine Verlangsamung vorbereiten sollte. Dadurch wird die innere Uhr ganz massiv gestört, die Arzneimittel richten vielleicht nur Schaden an. Möglicherweise wird diese stupide Verordnung in der Medizin der Zukunft einmal als Kunstfehler gelten – im Augenblick sind wir davon aber noch weit entfernt.

Die inneren Uhren für Blutdruck und Herzfrequenz erklären auch ein Phänomen, das in der Medizin schon länger bekannt ist, dessen Ursachen aber erst mit Hilfe der Chronobiologie vollständig geklärt werden konnten. Gemeint ist die »biologische Krisenzeit«, eine wenig glückliche Bezeichnung für die frühen Morgenstunden etwa zwischen 2 und 6 Uhr. In dieser Zeit erwachen manche Menschen, zum Teil deshalb, weil sie vorher einen Angsttraum (oft Falltraum) erlebten. Besonders bei älteren Menschen ereignen sich in dieser Zeit auffallend häufig Herz-Kreislauf-Katastrophen, wie Herzinfarkt, Herz- und Gehirnschlag, aber auch Migräne- und epileptische Anfälle. Wenn man die »Gezeiten« von Herz und Blutdruck zur Erklärung heranzieht, erkennt man leicht den Zusammenhang zwischen Biorhythmen und dieser Krisenzeit. Da Herz und Blutdruck im Schlaf ihre niedrigsten Werte erreichen, die einige Zeit anhalten, kann es bei ungünstigen Begleitumständen (man denke an Arterienverkalkung oder Blutunterdruck) während dieser Zeit zum akuten Sauerstoffmangel im Gehirn kommen. Nach Erfahrungen der Traumwissenschaftler kann sich dieser Zustand durch Angst- und Fallträume bemerkbar machen. Sie lassen uns aus dem Schlaf aufschrecken, der Schock bewirkt einen Anstieg der Herzfrequenz und des Blutdrucks, so daß das Gehirn wieder ausreichend durchblutet wird. Die plötzliche Steigerung von Herzschlag und Blutdruck zu einer Zeit, in der nach den Biorhythmen diese beiden Funktionen auf ein Mindestmaß reduziert sein sollten, bedeutet bei empfindlichen Menschen aber eine plötzliche Überbelastung des Herz-Kreislauf-Systems, die im schlimmsten Fall auch einmal tödlich endet.

An der nächtlichen biologischen Krisenzeit erkennen wir besonders deutlich, welchen entscheidenden Einfluß die Biorhythmen auf unser Leben nehmen können. Solange diese Faktoren aus Bequemlichkeit oder wegen eingefleischter Vorurteile nicht ausreichend berücksichtigt werden, müssen alle Ansätze zur Lösung des Problems der Herz-Kreislauf-Erkrankungen Stückwerk bleiben.

Unterschiedliche Blutwerte

Die Blutdiagnostik gehört heute auch in den meisten allgemeinmedizinischen Praxen zur täglichen Routine. Sie wurde im Laufe der Zeit zunehmend vereinfacht und verbessert, so daß man inzwischen ohne große Mühe und biochemische Spezialkenntnisse viele Blutuntersuchungen rasch durch Standard-Testmethoden durchführen kann. Für den Patienten ist das von Vorteil, weil sein Thera-

peut schneller und sicherer zu einer Diagnose gelangt und die gezielte Therapie einleiten kann.
Aber wie sicher sind diese Blutdiagnosen wirklich, wenn man sie einmal aus der Sicht der Chronobiologie betrachtet?
Am Beispiel der für die körpereigene Abwehr wichtigen weißen Blutkörperchen (Leukozyten) kann besonders eindringlich demonstriert werden, wie verhängnisvoll es sich auswirkt, wenn die Biorhythmen nicht beachtet werden. Jeder angehende Mediziner lernt, daß ein Kubikmillimeter Blut des gesunden Erwachsenen 5000 bis 9000 Leukozyten enthält. Er lernt weiter, daß eine Vermehrung der Leukozytenzahl auf Werte über 9000 auf Infektionskrankheiten hinweist, zum Beispiel Entzündungen des Wurmfortsatzes (Blinddarms) oder der Gallenblase.
Wenn er später als Arzt am späten Abend zu einem Patienten gerufen wird, der unter Bauchschmerzen leidet, und diesem eine Blutprobe entnimmt, dann muß er nach der herrschenden Lehrmeinung von einer akuten Infektion (in diesem Fall wohl meist von einer Wurmfortsatzentzündung) ausgehen, wenn die Leukozyten über 9000 liegen. Natürlich kann das stimmen und eine sofortige Operation erforderlich sein. Der Arzt kann aber mit seiner lehrbuchmäßigen Diagnose auch ganz danebenliegen. Nach den Erkenntnissen der Chronobiologie schwanken die Leukozytenwerte nämlich im cirkadianen Rhythmus sehr stark. Am späten Abend können sie auch beim völlig gesunden Menschen bis auf 15 000 je Kubikmillimeter Blut ansteigen. Da der Arzt das aber – wie die meisten seiner Kollegen – nie erfahren hat, wird er nicht selten zu einer Fehldiagnose gelangen – in unserem Beispiel pflichtgemäß eine operative Entfernung des Wurmfortsatzes veranlassen. Erst der Chirurg erkennt nach der Öffnung der Bauchhöhle, ob die mangelnde Beachtung der inneren Uhren wieder einmal eine unnötige Operation veranlaßte, oder ob der Appendix tatsächlich entzündet ist.
Auch andere Blutwerte unterliegen zum Teil erheblichen cirkadianen oder längeren Biorhythmen. Auch diese werden bei der Routine-Blutdiagnostik nicht berücksichtigt. Nach wie vor geht man von den im Lehrbuch ohne Rücksicht auf die Chronobiologie angegebenen Standardwerten aus und beurteilt die individuellen Blutwerte des Patienten, ohne den Faktor Zeit zu beachten. Es ist noch nicht einmal üblich, wenigstens die Zeit einer Blutabnahme zu notieren, weil man mit dieser Meßgröße ohnehin nichts anzufangen wüßte. Das kann wieder zu Fehldiagnosen führen – gerade in einem Gesundheitswesen, das so stark wie unser bundesdeutsches auf die Zuverlässigkeit von Laborwerten vertraut. Natürlich

muß nicht jede Blutanalyse, bei der man den Biorhythmus nicht beachtete, deshalb zwangsläufig falsch sein. Aber auch wenn sie stimmt, spielt dabei der Zufall eine zu große Rolle. Unsere Gesundheit sollte zu wertvoll sein, als daß man sie dem Zufall überläßt. Der einmal unnötig herausoperierte Wurmfortsatz kann dem Patienten nicht mehr eingepflanzt werden, wenn er sich als gesund erweist; und so überflüssig, wie man lange Zeit annahm, ist dieses Organ auch wieder nicht, daß man seinen Verlust ohne strenge Indikationsstellung einfach hinnehmen könnte. Davon ganz abgesehen bedeutet jede Operation – auch ein Routineeingriff wie die Entfernung des Wurmfortsatzes – ein gewisses Risiko, dem man keinen Menschen unnötig aussetzen darf.

Es soll nicht Sinn dieses Buches sein, das Vertrauensverhältnis zwischen Arzt und Patienten zu stören. Der mündige Patient, an dessen Vernunft, Einsicht und aktive Mitarbeit bei der Vorbeugung und Behandlung von Krankheiten aber immer wieder appelliert wird, hat ein Anrecht darauf, die Schwächen des Gesundheitssystems zu kennen, dem er sich anvertraut. Die ungenügende Beachtung chronobiologischen Wissens in der Praxis ist eine gravierende Schwäche unseres Gesundheitswesens. Je mehr Patienten mit ihrem Therapeuten das Ergebnis einer Blutanalyse unter Hinweis auf den möglichen Einfluß innerer Uhren diskutieren können, desto mehr Ärzte werden vielleicht veranlaßt, sich doch einmal intensiver damit zu befassen. Das kommt den Kranken zugute und hilft nicht zuletzt auch bei der Eindämmung der Kosten, weil unnötige Operationen und falsche Behandlungsmaßnahmen aufgrund nicht richtig interpretierter Laborwerte seltener werden.

Die Blutdiagnostik – wie überhaupt alle Laboruntersuchungen – bleibt natürlich stets dem Fachmann vorbehalten. Deshalb erübrigt es sich, an dieser Stelle noch viele andere Zusammenhänge zwischen der Blutzusammensetzung und den Biorhythmen ausführlicher zu erklären. Unter anderem gibt es solche Rhythmen noch für die Blutfett- und Blutgerinnungswerte, die Zahl der roten Blutkörperchen, Blutsenkungsgeschwindigkeit (BSG) und eine ganze Reihe anderer Laborwerte. Die Blutsenkung gehört ähnlich wie die Bestimmung der Blutkörperchen zu den häufigsten labordiagnostischen Verfahren und läßt wichtige Rückschlüsse auf verschiedene Krankheiten zu, unter anderem Entzündungen, Gelenkrheuma, Herzerkrankungen und Magengeschwüre. Wir werden auf die Blutsenkung später nochmals zurückkommen, weil deren Werte nicht nur in einem cirkadianen Rhythmus schwanken, sondern auch jahreszeitlichen Schwankungen und Einflüssen des Wetters auf die innere Uhr unterliegen.

Atmung und Biorhythmus

Der Mensch kann zwei bis vier Tage ohne Flüssigkeit und mehrere Wochen lang ohne feste Nahrung auskommen. Auf Luft, die seinem Blut über die Lungen den lebenswichtigen Sauerstoff zuführt, kann er dagegen nur wenige Minuten verzichten.

Die Atmung erfolgt gewöhnlich automatisch, wir lassen es gewissermaßen einfach atmen. Bei Bedarf können wir aber auch willentlich den Atemrhythmus bestimmen oder die Luft anhalten. Letzteres gelingt nur bis zu dem Augenblick, in dem uns die Sinne schwinden; dann setzt die automatische Atmung wieder ein. Es ist also unmöglich, sich durch bewußtes Anhalten der Atmung das Leben zu nehmen. Da die Sauerstoffversorgung von so elementarer Bedeutung ist, stattete uns die Natur mit diesem Schutzmechanismus aus.

Genau betrachtet stellt jeder Atemzug selbst schon einen ultradianen, von der Geburt bis zum Tod ewig im Abstand von einigen Sekunden wiederkehrenden biologischen Rhythmus dar. Gesteuert wird er von einem Zentrum im verlängerten Mark (Verbindung zwischen Rückenmark und Gehirn), außerdem spielen Teile des Zwischen- und Mittelhirns eine Rolle. Diese Steuerung richtet sich nach dem Sauerstoffbedarf des Körpers, der automatisch vor allem aus der Kohlensäurespannung im Blut ermittelt wird.

Neben dieser in der Medizin allgemein anerkannten Selbstregulierung der Atmung ohne Zutun unseres Willens entdeckte die Chronobiologie noch einen cirkadianen Atemrhythmus. Im Verlauf von 24 Stunden erreicht die Zahl der Atemzüge pro Minute unabhängig von äußeren Faktoren einmal am Nachmittag ihren höchsten Wert. In der Nacht sinkt die Atemfrequenz dann auf ein Minimum herab. Bei Fehlsteuerungen durch die innere Uhr kann es zwischendurch sogar zum Atemstillstand kommen, der sich die ganze Nacht in regelmäßigen Abständen wiederholt. Die Betroffenen schrecken jedesmal aus dem Schlaf hoch und leiden bald unter ausgeprägtem Schlafmangel.

Der cirkadiane Rhythmus der Atmung gilt auch für den Grundumsatz, obwohl der auch deutlich durch die Körperlage und augenblickliche Tätigkeit mitbestimmt wird. Als Grund- (Basal-, Ruhe-) umsatz bezeichnet man den Energieumsatz eines ruhenden, nüchternen Menschen – vereinfacht gesagt seinen Sauerstoffverbrauch. Gemessen wird er durch die Bestimmung des in einer gewissen Zeit unter ganz bestimmten Bedingungen aufgenommenen Sauerstoffs und/oder der ausgeatmeten Kohlensäure. Der ermittelte Wert wird in Wärmemengen (Kalorien) ausgedrückt, weil beim ruhen-

den Menschen fast die gesamte Energieproduktion in Form von Wärme freigesetzt wird.
Normalerweise beträgt der Grundumsatz des gesunden, normalgewichtigen Erwachsenen 1 Kalorie je Kilogramm Körpergewicht in einer Stunde. In der Schulmedizin gilt dieser Wert als relativ konstante Größe, Abweichungen davon sind diagnostisch bedeutsam. Die Chronobiologie wies aber nach, daß der Grundumsatz ebenfalls von einer inneren Uhr gesteuert wird und am Nachmittag seinen höchsten Wert erreicht, nachts aber deutlich vermindert wird. Diese Erkenntnis hat sich in der Praxis noch kaum durchgesetzt, – eine weitere Quelle falscher Diagnosen.
Die cirkadianen Schwankungen der Atmung und des Grundumsatzes sind vor allem für den Fachmann wichtig, der Laie kann damit praktisch wenig anfangen. Möglicherweise lassen sich aus den Erkenntnissen aber einmal Verhaltensregeln für Patienten mit Erkrankungen der Atmungsorgane (vor allem Asthma) ableiten, die vielleicht mithelfen, Anfallshäufigkeit und -schwere zu vermindern. Konkrete Erfahrungen liegen dazu bisher aber noch nicht vor.

Schwankende Körpertemperatur

Eine annähernd gleichbleibende Körperwärme gehört zu den Merkmalen aller Warmblütler, also auch des Menschen. Sie macht das Lebewesen weitgehend unabhängig von der Umgebungstemperatur.
Erzeugt wird diese Wärme durch Stoffwechsel- (Verbrennungs-) vorgänge, die Energie aus Nahrung gewinnen und je nach Bedarf in Arbeits-, Speicher- und Wärmeenergie umsetzen. Daran sind unter anderem die Hormone des sympathischen Nervensystems und der Schilddrüsen beteiligt. Wenn ihre Arbeit allein nicht ausreicht, um genügend Körperwärme zu produzieren, kommt es zum Muskelzittern; denn Muskelarbeit erzeugt ebenfalls Wärme. Gesteuert werden diese Vorgänge durch ein Zentrum im Stammhirn.
Darüber hinaus wirken bei der Regulierung der Körpertemperatur noch die Hautblutgefäße und Schweißdrüsen mit.
Die Messung der Körpertemperatur gehört zu den klassischen diagnostischen Methoden der Medizin. Sie erfolgt in der Achselhöhle, unter der Zunge oder im After. Bei Messung im Mund liegen die Werte um etwa 0,2 Grad, bei Messung im After um 0,5 Grad über den in der Achselhöhle gemessenen Werten. Da die in der Achselhöhle gemessene Körpertemperatur nicht so genau und zuverlässig

wie die Messung im After Auskunft über die Körpertemperatur gibt, sollte man bei erhöhter Körpertemperatur in der Achselhöhle zur Vorsicht stets im After nachmessen.
Die normale Körpertemperatur bei Messung in der Achselhöhle liegt zwischen 36 und 36,9 Grad. Bei Messung im After können Werte bis 37,4 Grad noch normal sein. Von erhöhter Körpertemperatur spricht man, wenn die Werte in der Achselhöhle zwischen 37 und 38 Grad liegen; ab 38,1 Grad besteht Fieber. Untertemperatur liegt bei Meßwerten unterhalb von 36 Grad in der Achselhöhle vor.
Alle diese Durchschnittswerte können nur dann zuverlässig beurteilt werden, wenn man die Tageszeit berücksichtigt. Neben den bereits genannten Mechanismen zur Steuerung der Körpertemperatur ist daran nämlich auch eine unabhängige innere Uhr beteiligt. Sie führt zu den seit langem bekannten cirkadianen Schwankungen der Körpertemperatur, die bis zu 0,7 Grad (manchmal noch mehr) betragen können. Aus diesem Grund wird die Temperatur auch mehrmals am Tag gemessen, normalerweise mindestens morgens vor dem Aufstehen und am Nachmittag, bei fieberhaften Erkrankungen zusätzlich abends. Die Werte können in einer Fieberkurve auf Millimeterpapier grafisch dargestellt werden. Aus dieser Kurve erkennt man deutlich, daß die im Mund, After oder in der Achselhöhle gemessene »Kerntemperatur« vom Morgen an ständig zunimmt, bis sie gegen 15 Uhr ihr Maximum erreicht. Dann sinkt sie langsam und erreicht nachts gegen 3 Uhr ihren Tiefststand. Nach diesem cirkadianen Rhythmus bezeichnet man den Vormittag auch als »Aufheizphase« des Körpers, den Nachmittag und Abend als »Entwärmungsphase«.
Wenn die Biorhythmik bei der Beurteilung der Körpertemperatur nicht beachtet wird, gelangt man leicht zu falschen Rückschlüssen aus den Meßwerten. Zum Glück gehört der Rhythmus der Körpertemperatur aber zu den Phänomenen, die unabhängig von der Chronobiologie in der Schulmedizin schon lange berücksichtigt werden.
Der cirkadiane Rhythmus gilt allerdings nur für die Kerntemperatur im Körperinnern. Die Hauttemperatur an der Körperperipherie (Finger-, Zehenspitzen) folgt einem genau entgegengesetzten Rhythmus. Sie erreicht am Nachmittag ihren Tiefstwert, nachts gegen 3 Uhr den höchsten Stand. Der Körper konzentriert die Wärme am Tag anscheinend mehr im Körperinnern und gibt sie in der Nacht, wenn der auf annähernd konstante Temperaturen angewiesene Stoffwechsel auf Sparflamme arbeitet, an die Körperperipherie ab.

Steuerung der Leber und Verdauungsorgane

Nicht alle Biorhythmen lassen sich so einfach wie die Schwankungen der Körpertemperatur nachweisen. Zum Teil sind dazu komplizierte labordiagnostische Untersuchungen notwendig, die heute erst teilweise entwickelt sind. Das gilt auch für die cirkadianen Rhythmen, nach denen die Leber und andere Verdauungsorgane arbeiten. Wahrscheinlich kennen wir bisher erst einige dieser Rhythmen, so daß man von weiteren Untersuchungen aufschlußreiche neue Erkenntnisse erwarten kann.

Der Biorhythmus der Leber ist besonders wichtig, weil sie als »Zentrallabor« des Körpers an mehr als 500 Lebensvorgängen mitwirkt. Dazu gehören unter anderem Produktion von Gallensaft zur Verdauung, Bildung von Glykogen und die lebenswichtige Entgiftung; das heißt Bindung oder chemische Umwandlung schädlicher Stoffe, die entweder im Stoffwechsel selbst als Endprodukte entstehen oder von außen zugeführt werden (wie Alkohol, andere Genußmittel, Umweltgifte, chemische Medikamente). Sie alle müssen zum größten Teil über die Nieren ausgeschieden werden.

Nach der Tabelle über die Gezeiten der Organe (s. S. 21–22) erreicht die Leber in der Nacht zwischen 1 und 3 Uhr ihre maximale Leistungsfähigkeit. Das gilt allerdings nicht für alle Leberfunktionen. In der Nacht wird das meiste Glykogen in der Leber gespeichert, weil der Energiebedarf im Vergleich zum Tag deutlich vermindert ist. Das Kohlenhydrat Glykogen, auch als »Leberstärke« bezeichnet, spielt als Reservestoff und bei der Regulierung des Blutzuckerspiegels eine wichtige Rolle. Gefördert wird die Glykogenbildung unter anderem auch durch das Bauchspeicheldrüsenhormon Insulin.

Während die Glykogenbildung nachts in der Leber auf Hochtouren läuft, ruht die Produktion von Gallensaft in den Leberzellen fast vollständig. Da man im allgemeinen mitten in der Nacht nichts ißt, wird ja auch keine Galle benötigt. Erst gegen Mittag, wenn man die Hauptmahlzeit des Tages zu sich nimmt, erreicht die von der inneren Uhr der Leber gesteuerte Gallenproduktion ihren Höhepunkt.

Schließlich läuft auch noch die Entgiftungsarbeit der Leber nachts auf Sparflamme, wenn weniger Stoffwechselschlacken anfallen, weil der Vagusnerv den Organismus auf Energiespeicherung geschaltet hat und auch von außen keine Gift- und Schadstoffe mehr zugeführt werden. Am Tag erreicht die Entgiftung dann sinnvollerweise ihre höchste Leistungsfähigkeit, wenn es entsprechend dem üblichen Lebensrhythmus auch tatsächlich notwendig ist.

Ähnlich sinnvoll regulieren innere Uhren auch die Funktionen anderer Verdauungsorgane. Der Magen insgesamt erreicht morgens zwischen 7 und 9 Uhr seine höchste Leistungsfähigkeit, wenn wir nach 10 oder mehr Stunden ohne Nahrung ein vollwertiges Frühstück brauchen, um den Tag gut anzufangen. Es ist deshalb nicht nur eine schlechte, sondern eine gesundheitsschädliche Gewohnheit, morgens unter Zeitdruck nur zwischen Tür und Angel eine Tasse Kaffee und ein Brötchen zu sich zu nehmen. Zum Frühstück braucht man genügend Zeit. Besser steht man etwas früher auf, um der inneren Uhr gerecht werden zu können.

Von 9 bis 11 Uhr, wenn sich der Magen erholt, sollte man keine Nahrung zu sich nehmen. Beste Zeit für das Mittagessen, gewöhnlich die umfangreichste Mahlzeit des Tages, ist die Stunde zwischen 12 und 13 Uhr. Der Magen arbeitet nach der Erholungspause zwar nicht mehr auf höchsten Touren wie morgens, ist aber wieder bereit für die Verdauungsarbeit. Die innere Uhr sorgt dafür, daß er jetzt am meisten Magensäure produziert. Später läßt die Magensäureproduktion deutlich nach und erreicht gegen Mitternacht ihr Minimum, wenn sie ohnehin nicht mehr gebraucht wird. Gleichzeitig sorgen andere innere Uhren dafür, daß die Leberzellen reichlich Gallensaft zur Verdauung produzieren. Und der Dünndarm wird gegen 13 Uhr von seinem Biorhythmus auf höchste Leistung geschaltet, so daß er bei rechtzeitigem Mittagessen in dieser zweistündigen Phase noch einen Teil der Mahlzeit erhält.

Der Dickdarm schließlich, in dem unverdauliche Nahrungsreste gesammelt werden, ehe sie über den After ausgeschieden werden, erreicht den Gipfel seiner Leistungsfähigkeit erst am nächsten Morgen zwischen 5 und 7 Uhr. Die nicht verwertbaren Reste des Frühstücks vom Morgen zuvor und der größte Teil des Mittagessens sind nun schon im Dickdarm angekommen. Je nach dem individuellen Zeitpunkt des Aufstehens sollte man deshalb in der Zeit von 5 und 7 Uhr den Darm entleeren, ehe er in seine zweistündige Erholungsphase übergeht.

Die verschiedenen inneren Uhren des Verdauungssystems sind also alle sinnvoll aufeinander abgestimmt und gewährleisten eine optimale Verdauung der Nahrung, wenn man biorhythmusgerecht ißt. Darauf kommen wir am Schluß des Buches noch einmal ausführlich zu sprechen.

Nieren und Nebennieren

Die Entgiftungsarbeit der Leber erfolgt vorwiegend am Tag. Sie macht durch chemische Veränderungen die meisten Giftstoffe nierengängig, so daß sie nach dem chemischen Umbau über die Nieren ausgeschieden werden können.

Demnach muß auch die Niere durch eine innere Uhr so gesteuert werden, daß sie am Tag mehr als in der Nacht leistet. Das ist nicht zuletzt auch deshalb wichtig, weil bei zu starker nächtlicher Nierentätigkeit ein ungestörter Schlaf unmöglich wäre. Die maximale Leistung erreicht die Niere zwischen 17 und 19 Uhr, am wenigsten Harn produziert sie nach Mitternacht, wenn aus der Entgiftung der Leber ohnehin kaum noch nierengängige Schadstoffe entstehen, und auch der auf Sparflamme stehende Stoffwechsel keine ausscheidungspflichtigen Produkte in nennenswerten Mengen mehr liefert. Hier begegnen wir also wieder einer Synchronisation verschiedener Biorhythmen, die im cirkadianen Rhythmus sinnvoll aufeinander abgestimmt sind.

Auf den Nieren sitzen wie zwei Kappen die Nebennieren. Mit der Nierentätigkeit haben sie trotz der räumlichen Nähe nichts zu tun. Sie gehören vielmehr zum System der Hormondrüsen, in dem ihnen eine zentrale Bedeutung zukommt.

Anatomisch und funktionell unterscheidet man an den Nebennieren zwei Anteile, das Mark und die Rinde. Die Nebennierenrinde (NNR) produziert etwa 30 Hormone (Corticosteroide), die zum Teil lebenswichtig sind. Unter anderem tragen sie mit dazu bei, daß sich der Organismus gegen schädliche Einflüsse der Umwelt wirksam zur Wehr setzen kann, beeinflussen die Funktionen der Keimdrüsen, den Wasserhaushalt, die Temperaturregulierung und verschiedene Stoffwechselprozesse, unter anderem zusammen mit dem Inselorgan der Bauchspeicheldrüse den Zuckerstoffwechsel. Nicht selten weist man Gewebe von der Art der NNR auch außerhalb des Organs im Körper nach. Beeinflußt wird die Arbeit der NNR vor allem durch die Hirnanhangdrüse (Hypophyse). Das Nebennierenmark (NNM) besteht aus Gewebe, das außerhalb des Organs die Nervenknoten (Ganglien) des Sympathikusnerven bildet. Außerdem enthält es auch sympathische Nervenzellen. Aus dem NNM wird das bekannte Hormon Adrenalin ins Blut ausgeschüttet.

Die hochkomplizierte Arbeit der Nebennieren wird wahrscheinlich durch mehrere biologische Uhren gesteuert, welche die einzelnen Funktionen sinnvoll den Bedürfnissen des Körpers anpassen.

Die Adrenalinproduktion erreicht am Tag ihren Höhepunkt, im Schlaf läßt sie deutlich nach. Als »Notstandshormon« kann Adrenalin aber jederzeit in hohen Mengen ausgeschüttet werden. Der Notfall rangiert dann vor dem Einfluß der inneren Uhr. Die Produktion der Nebennierenrindenhormone dagegen ist in der Nacht am höchsten und läßt tagsüber deutlich nach.
Darüber hinaus beeinflussen die inneren Uhren der Nebennieren auch den Biorhythmus anderer Hormondrüsen. Die Ausschüttung von Insulin aus der Bauchspeicheldrüse zum Beispiel hängt mit von den Rhythmen der NNR ab. Morgens wird mehr Insulin zur Regulierung des Blutzuckerspiegels als am Nachmittag nachgewiesen. Die Produktion des Geschlechtshormons Testosteron in den Keimdrüsen (Hoden) des Mannes liegt morgens höher als in der Nacht, was vermutlich ebenfalls aus den Rhythmen der Taktgeber für die Nebennieren zu erklären ist.
Die Hormonforschung (Endokrinologie) gehört zu einem der schwierigsten, zugleich aber auch zukunftsträchtigsten Gebiete moderner Medizin. Ihre bisherigen Erkenntnisse lassen noch viele Fragen offen; und die Entdeckung innerer Uhren zur Steuerung der Funktionen einzelner Hormondrüsen kompliziert die Forschung noch weiter. Auch die Chronobiologie konnte bisher nur einzelne Aspekte dieses medizinischen Arbeitsgebiets aufgreifen und teilweise klären. In Zukunft werden gerade von der Kombination aus Endokrinologie und Chronobiologie sicher noch wegweisende neue Einsichten zu erwarten sein, die uns vermutlich zwingen werden, manches Lehrbuch umzuschreiben.
Die wichtigsten Biorhythmen der inneren Organe lernten wir in diesem Kapitel kennen. Es erhebt allerdings keinen Anspruch auf Vollständigkeit. Viele Rhythmen können wir heute erst ahnen, andere sind zwar sicher bekannt, aber noch zu wenig erforscht. Das vorläufige Lehrgebäude der Chronobiologie befindet sich noch ständig im Fluß. Immerhin genügten aber schon diese wichtigsten Organrhythmen, um die praktische Bedeutung chronobiologischer Forschung für unser gesamtes Leben überzeugend zu demonstrieren.

Der Schlaf-Wach-Rhythmus

Augenfälligster Ausdruck eines cirkadianen Biorhythmus ist zweifellos der Schlaf-Wach-Rhythmus bei Mensch und Tier. Deshalb gehört er auch zu den am gründlichsten untersuchten Rhythmen. Besonders hervorzuheben sind dabei die Versuche des schon mehrfach genannten Max-Planck-Instituts für Verhaltensforschung im bayerischen Andechs mit freiwilligen Versuchspersonen.

Ganz in der Nähe des Klosters Andechs, wegen seiner Braukunst wohl jedem passionierten Biertrinker ein Begriff, befinden sich unter einem eiszeitlichen Moränenhügel zwei Bunkerwohnungen. Sie sind nicht übermäßig komfortabel ausgestattet – ein Tisch, zwei Stühle, eine Schlafcouch, Dusche und WC, kurzum alles, was ein Mensch braucht, der mindestens vier Wochen lang hier leben soll. Dafür steckt viel Technik in den beiden Appartements, die auf 25,9 qm Fläche neben dem Wohn-Schlafraum noch ein Duschbad mit WC, eine winzige Küche und eine Klimaanlage aufweisen. Über Kontakte im Fußboden wird jeder Schritt der Versuchspersonen registriert; andere Kontakte zeichnen auf, wann sich der Proband setzt, niederlegt, wieder aufsteht, wann er duscht oder das WC benutzt, wann und wieviele Lichter er einschaltet und wann er seine Mahlzeiten einnimmt.

Die Versuchspersonen haben nur eine Aufgabe: Sie sollen ihren Tagesablauf vollkommen frei gestalten, lernen (viele sind Studenten), lesen, Platten hören, sich entspannen und schlafen, wann immer sie Lust dazu haben. Nur eines gibt es nicht in den Bunkerwohnungen – Uhren. Und damit sich die Probanden nicht auf andere Weise in der Zeit orientieren können, gibt es auch kein Radio und kein Fernsehgerät. Die Verbindung zu den sozialen Zeitgebern, die unser Leben bestimmen, ist hier unten abgebrochen. Es herrscht absolute Zeitlosigkeit, unabhängig vom Lauf der Sonne, in einer künstlich beleuchteten, voll klimatisierten Wohnung.

Mehr als 200 freiwillige menschliche »Versuchskaninchen« verbrachten bisher in den Andechser Bunkern einige Wochen. Sie können den Versuch jederzeit abbrechen, wenn sie die Einsamkeit nicht mehr ertragen. Die Tür der Bunkerwohnung bleibt für die Dauer des Versuchs zwar zu, wird aber nie abgeschlossen. Bisher gaben aber erst sechs Probanden vorzeitig auf, vier davon wegen dringender privater oder familiärer Angelegenheiten, nur zwei aus Angst vor der Stille und Einsamkeit. Viele andere würden gern wieder einmal für einige Wochen in die Zeitlosigkeit hinabsteigen, die Ruhe und Einsamkeit genießen. Das beweist, daß sie sich in der freiwilligen Isolation wohlfühlten – vielleicht auch deshalb, weil mancher hier zum ersten Mal im Leben zu sich selbst fand. Das Honorar, das Professor Jürgen Aschoff seinen freiwilligen Mitarbeitern zahlt, ist mit zehn Mark pro Tag sicher zu gering, als daß es den Wunsch vieler Probanden nach Rückkehr in die Bunkerwohnung erklärte.

Professor Aschoff, Versuchsleiter Dr. Wever und ihren Mitarbeitern geht es bei diesen Versuchen um die Frage: Wie läuft die biologische Zeit des Menschen ab, wenn er ohne äußere Zeitgeber in völliger Isolierung lebt? (Selbst das Essen wird den Versuchspersonen zu unregelmäßigen Zeiten durch eine besondere Schleuse geliefert, so daß sie auch daraus keine Rückschlüsse auf die Zeit ziehen können.)

Diesen Versuchen verdanken wir bereits einige, zum Teil wegweisende Einsichten in die biologische Zeit des Menschen. So beweisen sie zum Beispiel zweifelsfrei, daß unsere inneren Uhren – insbesondere auch der Schlaf-Wach-Rhythmus – von den äußeren Zeitgebern weitgehend unabhängig laufen. Wir tragen sie in uns und können sie innerhalb gewisser Toleranzgrenzen der äußeren Zeit anpassen. Sobald wir uns aber gegen die sozialen Taktgeber völlig abschirmen, laufen die inneren Uhren nach ihrem eigenen, natürlichen Rhythmus.

Und da kommt die erste große Überraschung, die uns die Andechser Versuche bescherten. Die biologische Zeit des Menschen läuft langsamer als die äußere Zeit. Im Bunker der Zeitlosigkeit dauert ein Tag im Durchschnitt 25 Stunden. Und nach diesem offensichtlich natürlichen 25-Stunden-Rhythmus richten sich auch viele andere Körperfunktionen, die im bürgerlichen Normaltag dem üblichen 24-Stunden-Rhythmus angepaßt werden.

Diese eine Stunde Differenz verkraften wir aber problemlos. Nur altern wir nach unserer äußeren Zeit schneller, weil uns jeden Tag etwa eine Stunde fehlt. Bei einer durchschnittlichen Lebenserwartung von 70 Jahren macht das immerhin fast drei Jahre aus, die wir für den bürgerlichen 24-Stunden-Tag opfern müssen.

Bei einigen Versuchspersonen veränderte sich der Schlaf-Wach-Rhythmus noch viel stärker. Ihr biologischer Tag dauerte keine 25 Stunden, sondern 33 bis 50 Stunden. Einer der Probanden war beispielsweise 28 Stunden lang ununterbrochen wach und schlief dann 22 Stunden in einem Stück. Seine anderen inneren Uhren paßten sich allerdings nicht diesem extremen Rhythmus an. Körpertemperatur, Hormonproduktion und andere wichtige Körperfunktionen folgten vielmehr dem natürlichen 25-Stunden-Rhythmus. Das beweist einmal mehr, daß es keine Zentraluhr gibt, sondern viele innere Uhren, die aber normalerweise aufeinander abgestimmt sind. Das subjektive Zeitgefühl registrierte bei dem genannten Probanden den 50-Stunden-Schlaf-Wach-Rhythmus als jeweils einen »normalen« Tag. Als der Proband aus seiner Isolierung geholt wurde, war er zunächst fest davon überzeugt, daß er erst etwa die Hälfte der abgesprochenen Versuchszeit in der Bunkerwohnung verbracht hatte.

Zur dritten wichtigen Erkenntnis aus den Andechser Versuchen trug auch der Zufall etwas bei. Es ging um die Frage, wodurch der Schlaf-Wach-Rhythmus gesteuert wird. Tag und Nacht, also Licht und Dunkelheit, von denen man annahm, daß sie den Schlaf-Wach-Rhythmus entscheidend beeinflussen, erwiesen sich nämlich im Verlauf der Versuche als relativ unbedeutende Faktoren.

Bei der Auswertung der Versuchsprotokolle stieß man aber auf eine interessante Tatsache, die den Schlüssel zur Lösung in sich barg. In der linken Bunkerwohnung dauerte der biologische Tag im Durchschnitt 24,8 Stunden, und es kam in keinem Fall zur Desynchronisation des Schlaf-Wach-Rhythmus von den anderen inneren Uhren. Das gesamte System blieb im Gleichtakt. In der rechten Wohnung dagegen dauerte der biologische Tag durchschnittlich 25,25 Stunden; und bei gut einem Drittel der Probanden aus diesem Bunker waren einige innere Uhren aus dem Gleichtakt geraten. Im linken Bunker mußte also ein Zeitgeber wirksam sein, den es im rechten nicht gab.

Nun war es einfach, dem Geheimnis auf die Spur zu kommen. Die beiden Wohnungen waren zwar vollkommen identisch, die rechte wurde aber durch einen Blechmantel weitgehend gegen elektromagnetische Felder der Umwelt abgeschirmt. Die Versuchspersonen befanden sich also in einer Art Faradayschem Käfig. Dieser einzige Unterschied in der Ausstattung der beiden Bunkerwohnungen konnte die verschiedenen Versuchsergebnisse erklären.

Allerdings begaben sich die Andechser Forscher damit auf wissenschaftliches »Glatteis«. Noch immer gilt ja die Beschäftigung mit natürlichen elektrischen Feldern und Erdstrahlen bei vielen Naturwissenschaftlern als »Humbug«. Wer sich ernsthaft damit befaßt und über seine Beobachtungen auch noch berichtet, setzt seinen Ruf und seine Karriere aufs Spiel, weil massive Vorurteile jede Überprüfung solcher Phänomene von vornherein in den Bereich des Aberglaubens verweisen. Das hielt die Andechser Verhaltensforscher aber nicht davon ab, ihre Theorien zu überprüfen. Experimentell erzeugten sie in der abgeschirmten rechten Bunkerwohnung elektrische Gleich- und Wechselfelder, die denen in der Natur ähnelten. Und tatsächlich erreichten sie mit einem 10-Hertz-Wechselfeld, daß die inneren Uhren der Probanden auch in dieser Wohnung wieder im Gleichtakt liefen.

Dieses Ergebnis, das sich mit anderen Erkenntnissen über den Einfluß elektromagnetischer natürlicher Felder auf den Organismus in Einklang bringen läßt, reicht in seiner praktischen Bedeutung weit über den Bereich der Chronobiologie hinaus. Es beweist, daß Veränderungen der natürlichen Strahlung, der wir ausgesetzt sind, tatsächlich einen positiven oder krankmachenden Einfluß auf den Menschen ausüben – Anlaß genug, sich endlich auch offiziell mit diesen Naturphänomenen zu befassen, damit sie nicht länger in der Zuständigkeit mehr oder weniger ernsthafter Rutengänger verbleiben. Gerade heute, wo viele Menschen den größten Teil ihres Lebens in Stahlbetonbauten verbringen, die ähnlich wie ein Faradayscher Käfig einen großen Teil der natürlichen Strahlung abhalten, kommt dem immer größere Bedeutung zu.

Es kann nicht Aufgabe dieses Buchs sein, die Konsequenzen aus diesem Versuchsergebnis zu diskutieren. Wir begnügen uns mit der Feststellung, daß natürliche Impulsgeber in Form von Elektrofeldern wichtiger für den Schlaf-Wach-Rhythmus und den Gleichtakt anderer innerer Uhren sind als die Zeitgeber, von denen man das bisher annahm.

Im folgenden werden wir nun untersuchen, wie innere Uhren unseren Schlaf-Wach-Rhythmus steuern.

Die Schlaftypen

Schlaf gehört zu den lebenswichtigen Grundbedürfnissen aller höherentwickelten Lebewesen. Zwar können wir einige Tage ohne Schlaf auskommen, aber nach 3–4 Tagen Schlafentzug sind wir zu keiner Leistung mehr fähig. Dauert der Schlafentzug noch länger, drohen bald ernstere körperliche und seelische Störungen. In China vollstreckte man sogar Todesurteile durch Schlafentzug, ohne den Delinquenten direkt Gewalt anzutun. Sie wurden einfach am Einschlafen gehindert, eine Folter, die kaum einer länger als 2–3 Wochen durchhielt.

Der Schlaf wurde in der Vergangenheit schon gründlich erforscht, lange ehe man sich mit der Biorhythmik befaßte. Er war ein zu auffälliges Phänomen, als daß er nicht die wissenschaftliche Neugierde geweckt hätte. So wissen wir heute auch schon relativ viel über den Schlaf, insbesondere auch, daß es sich dabei um einen sehr individuellen Vorgang handelt.

Zu Anfang unseres Lebens schlafen wir alle noch annähernd die gleiche Zeit, etwa 18–20 Stunden am Tag. Mehr als die Hälfte unserer Schlafzeit verträumen wir. Mit zunehmendem Alter gehen Schlafbedarf insgesamt und Traumschlafanteil aber zurück. Gegen Ende des 2. Lebensjahres hat sich der Schlafbedarf bei etwa 13 Stunden täglich eingependelt, die Traumphasen betragen jetzt nur noch etwa ein Drittel der gesamten Schlafdauer. Bis zum 14. Lebensjahr sinkt der tägliche Schlafbedarf dann auf rund neun Stunden herab, ein Fünftel davon entfällt auf den Traumschlaf. Der Erwachsene schließlich kommt im Durchschnitt mit 7–8 Stunden Schlaf pro Tag aus. Diese weitere Verringerung geht vor allem auf Kosten des Traumschlafs. Im Alter schläft der Mensch dann durchschnittlich noch 5–6 Stunden täglich, manchmal auch weniger; der Anteil des Traumschlafes beträgt bei Greisen nur noch etwa 10 Prozent.

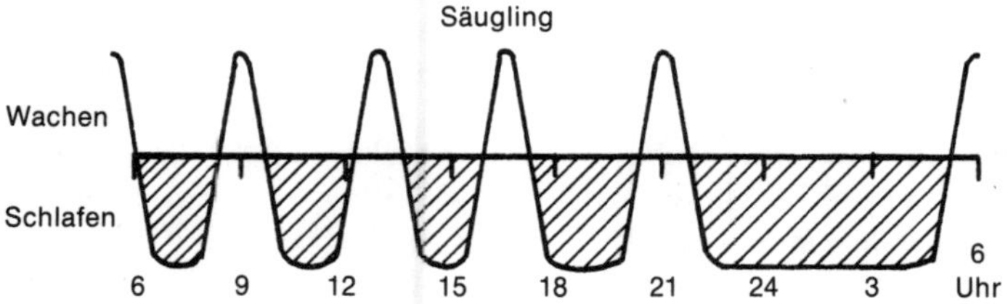

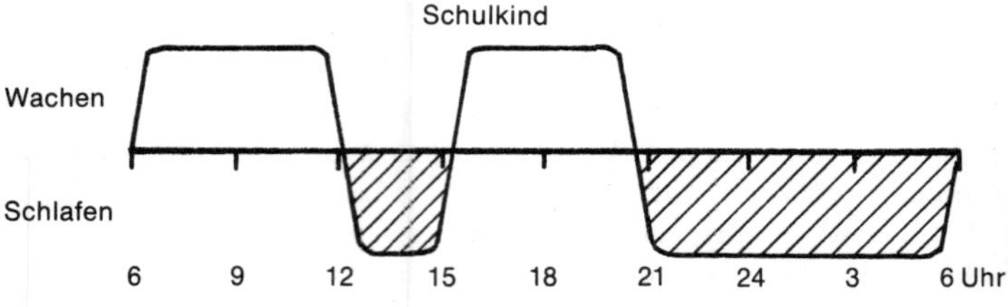

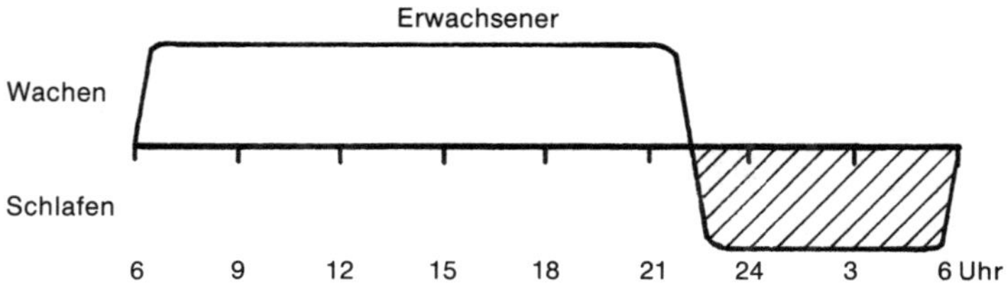

Abb. 3: Schlaf-Wach-Rhythmus

Das alles sind Durchschnittswerte, die für die Mehrzahl der Menschen gelten, individuell aber stark schwanken können. So gibt es jüngere Erwachsene, die mit nur 5–6 Stunden Schlaf auskommen, und ältere Menschen, die noch 8–9 Stunden pro Tag schlafen können. In erster Linie richtet sich das nach einer individuellen inneren Uhr, die jedem seinen ganz persönlichen Schlafbedarf zumißt und auch bestimmt, zu welchem Schlaftyp er gehört. Mit dieser inneren Uhr sollte man in Einklang leben, soweit das mit den Anforderungen unserer sozialen Umwelt mit ihrer starren Normalzeit möglich ist.

Nach Untersuchungen in den Schlaflabors unterscheiden wir zwei Schlaftypen, den Morgen- und den Abendmenschen. Sie werden auch als »Lerchen« und »Eulen« bezeichnet. Daß es diese beiden Typen in unterschiedlich starker Ausprägung gibt, wissen wir schon lange. Allerdings leiden Abendmenschen auch heute noch oft unter dem Vorurteil ihrer Umwelt, nach dem sie »notorische Faulenzer« sind, weil sie am liebsten bis in den Morgen hinein schlafen möchten, dafür dann aber bis in die tiefe Nacht wach bleiben. Dem Volksmund, der das Sprichwort »Morgenstund' hat Gold im Mund« prägte, mußte das verdächtig vorkommen. Flugs hatte er ein »griffiges« Vorurteil zur Hand, das den »Eulen« immer noch anhängt. Dabei beweisen die Erkenntnisse der Chronobiologie, daß der Abendmensch morgens beim besten Willen noch nicht frisch und munter sein kann, wenn er sich, dem Diktat der sozialen Zeit folgend, praktisch mitten in der Nacht (für seine innere Uhr) aus dem Bett erhebt. Er erreicht eben erst am Nachmittag und Abend seine höchste Leistungsfähigkeit, unabhängig davon, wann er zu Bett gegangen ist. Und in dieser Zeit holt er spielend nach, was die »Lerche« schon am Morgen schafft.

Wie stark wir von dieser inneren Uhr zum Morgen- oder Abendmenschen programmiert werden, beweist eine Untersuchung von Professor Nathaniel Kleitmann zum Verhalten der Körpertemperatur. Bei »Lerchen« erreicht sie schon ziemlich früh ihr Maximum, bei »Eulen« steigt sie bis zum Abend allmählich an. Es sind also organische Vorgänge, die uns zum Morgen- oder Abendmenschen machen, keine faulen Ausreden.

Die Chronobiologie kann den unterschiedlichen Gang der inneren Uhren bei Morgen- und Abendmenschen heute schon ziemlich genau beschreiben, bisher allerdings noch nicht sicher erklären. Man vermutet, daß neben der Anpassung des Schlaf-Wach-Rhythmus an äußere Umstände in der frühen Kindheit auch Erbanlagen eine – vielleicht die wichtigste – Rolle spielen.

»Lerchen« erwachen gewöhnlich zwischen 6 und 7 Uhr morgens meist ohne Wecker. Innerhalb der ersten Stunde gelangen sie bereits auf den ersten Gipfel ihrer Leistungsfähigkeit. Nach weiteren 1 ½–2 Stunden läßt ihre Aktivität vorübergehend etwas nach, um dann bald den zweiten, etwas schwächeren Gipfel zu erreichen, der etwa gegen 12 Uhr eintritt. Zwischen 13 und 14 Uhr erlebt die »Lerche« das zweite, jetzt schon deutlicher ausgeprägte Tief. Ihm folgt zwischen 14 und 16 Uhr ein weiterer, aber schwächerer Höhepunkt, der gegen 17 Uhr rasch in ein ausgeprägtes Tief übergeht. Ein letzter kleiner Aktivitätsgipfel wird nach 18 Uhr erreicht und hält bis etwa 20 Uhr an; danach nimmt die Müdigkeit ständig zu, und gegen 22 Uhr sind die meisten Morgenmenschen reif fürs Bett. Sie schlafen rasch ein, ihr tiefster Schlaf liegt vor Mitternacht und wird dann zunehmend flacher.

Ganz anders läuft der vom Takt einer inneren Uhr gesteuerte Tag einer »Eule« ab. Zunächst einmal brauchen diese Menschen oft einen Wecker, um pünktlich aufzuwachen. Sie neigen dazu, ihn so knapp wie möglich einzustellen, und geraten deshalb morgens leicht unter Zeitdruck, so daß für die Stuhlentleerung und ein vollständiges Frühstück in Ruhe kaum noch Gelegenheit bleibt. Auf ihre Umwelt wirken sie brummig, gereizt, eben wie echte »Morgenmuffel«. Dafür können sie aber nichts, denn es dauert nach dem Aufstehen etwa drei Stunden, ehe sie ihren ersten schwachen Leistungsgipfel erreichen. Er hält nur kurz an; zwischen 11 und 12 Uhr sinkt er allmählich und gelangt zwischen 13 und 15 Uhr bei einem neuen Tiefstand an. Danach geht es aber rasch aufwärts. Der deutlichere zweite Gipfel der Aktivität wird nur durch ein kleines Tief zwischen 18 und 19 Uhr unterbrochen, dem die aktivste Zeit des Abendmenschen folgt. Zwischen 20 und 23 Uhr, wenn die »Lerchen« immer mehr nachlassen, erreicht er seine Tagesbestform. Sie fällt dann aber rasch ab, und zwischen Mitternacht und 1 Uhr wird es auch für die »Eule« Zeit, ins Bett zu gehen. Der Schlaf bleibt aber zunächst flach, nimmt mit jeder Tiefschlafphase zu, und gegen Morgen wird der tiefste Nachtschlaf erreicht. Meist

unterbricht der Wecker abrupt diese tiefste Phase, so daß noch nicht einmal genug Zeit für das langsame, stufenweise Erwachen bleibt.
Natürlich kommen »Eulen« und »Lerchen« in der Realität nur selten so eindeutig ausgeprägt vor. Die meisten Menschen sind irgendwo zwischen den Extremen anzusiedeln, die einen mehr Morgenmenschen, die anderen eher Abendmenschen. Je nachdem, zu welchen Schlaftyp man gehört, sollte man sich im Rahmen der Möglichkeiten, die der Alltag läßt, auf den Rhythmus der inneren Uhr einstellen. Um es an einem ganz krassen Beispiel zu verdeutlichen: Ein Morgenmensch sollte nicht Nachtwächter werden, eine »Eule« nicht morgens um 5 Uhr Zeitungen austragen. Das zahlt sich unter anderem durch besseren, erholsameren Schlaf aus.
Auf das rhythmusgerechte Schlafen kommen wir bei den praktischen Konsequenzen aus der Chronobiologie im zweiten Teil noch zu sprechen. Dort wird auch eine einfache Selbstuntersuchung erklärt, die es ermöglicht, mit ziemlicher Sicherheit in »Eulen« und »Lerchen« zu unterscheiden.

Nächtliche Schlafphasen

Mit Hilfe der kurvenmäßigen Registrierung der Hirnaktionsströme durch Ableitung von der Schädeldecke (Elektroenzephalographie, abgekürzt EEG), die 1929 in die Medizin eingeführt wurde, kann man im Schlaflabor sicher nachweisen, wie tief ein Mensch in den Schlaf versunken ist. Je tiefer er schläft, desto weiter wird die Schwingung der Hirnstromwellen, während die Schwingungszahl (Frequenz) gleichzeitig abnimmt.
Untersuchungen mit der EEG gehören heute zu den wichtigsten diagnostischen Möglichkeiten der Schlafforschung, von denen auch die Chronobiologie profitiert. Aufgrund solcher Untersuchungen wissen wir, daß der Schlaf des gesunden Erwachsenen fünf verschiedene Phasen aufweist, die sich vor allem durch unterschiedliche Tiefe auf den ersten Blick voneinander unterscheiden.
Morgenmenschen gelangen nach dem Einschlafstadium stufenweise über leichten und mitteltiefen Schlaf in die erste Tiefschlafphase. Sie dauert 90 bis 120 Minuten. Dann flacht der Schlaf in umgekehrter Reihenfolge wie beim Einschlafen wieder ab. Allerdings wird jetzt nicht wieder das Einschlafstadium erreicht, sondern die erste, etwa 10 Minuten dauernde Traumphase. Anschließend folgt die zweite Tiefschlafphase, die wieder schrittweise über leichten und mitteltiefen Schlaf erreicht wird und 90 bis 110 Minu-

ten dauert. Ihr schließt sich wieder eine Traumphase von jetzt 20 Minuten an. Das dritte Tiefschlafstadium dauert nur noch 60 Minuten, die folgende Traumphase bereits 30 Minuten. Nach einer weiteren Tiefschlafphase von 60 Minuten folgt eine 40minütige Traumphase. Die letzte Tiefschlafphase dauert (abhängig von der Gesamtschlafdauer) 30 bis 60 Minuten, die fünfte Traumphase 10 bis 70 Minuten. Sie endet meist mit dem Wecken.

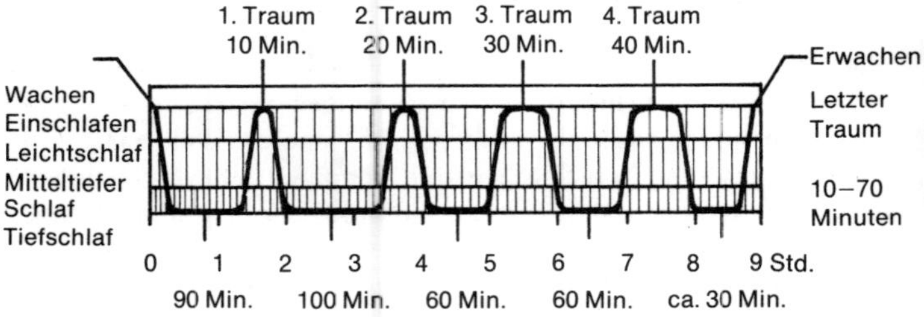

Abb. 4: Nächtliche Schlafphasen

Beim Morgenmenschen werden die Tiefschlafphasen im Laufe der Nacht nicht nur kürzer, auch die Schlaftiefe verringert sich mit jeder Phase. Unter Umständen wird gegen Ende der Nacht überhaupt kein richtiger Tiefschlaf mehr erreicht, sondern nur noch ein Stadium an der Grenze zwischen mitteltiefem und tiefem Schlaf. Für den Abendmenschen gilt genau das Gegenteil. Seine ersten Tiefschlafphasen stehen oft noch an der Grenze zwischen mittlerem und tiefem Schlaf, die tiefsten Tiefschlafphasen erreicht er erst gegen Morgen. Ansonsten bestehen keine nennenswerten Unterschiede zwischen den beiden Schlaftypen.

Unabhängig vom individuellen Schlaftyp gibt es bei manchen Menschen auch nur vier Tief- und/oder Traumschlafphasen pro Nacht, das hängt vor allem von der individuellen Schlafdauer insgesamt ab. Neben diesem von einer inneren Uhr gesteuerten Schlafrhythmus gibt es noch einen zweiten Rhythmus für den Schlaf. Er betrifft den oder die absoluten Tiefpunkte des Körpers in der Nacht. Die meisten Menschen kennen zwei solcher Tiefpunkte, die unabhängig vom Zeitpunkt des Einschlafens auftreten. Der erste liegt etwa bei 22 Uhr, der andere in den frühen Morgenstunden zwischen 2 und 4 Uhr (etwa in der biologischen Krisenzeit). Manche Menschen kennen nur einen solchen Tiefpunkt mitten in der Nacht.

Wie die innere Uhr die Umschaltung zwischen den verschiedenen Schlafphasen bewerkstelligt, ist heute noch nicht ausreichend bekannt. Erst seit kurzem wissen wir, daß an der Umschaltung vom »normalen« auf den Traumschlaf ein Hormon mitwirkt. Vielleicht lassen sich solche Zusammenhänge auch für die anderen Schlafphasen nachweisen.

Tiefschlaf und Traumschlaf

Einschlafen, leichter und mitteltiefer Schlaf sind nichts weiter als kurze Zwischenstufen auf dem Weg zum Tiefschlaf, denen keine besondere Bedeutung zukommt. In der Schlafforschung beschränkt man sich deshalb auch darauf, die beiden eigentlichen Schlafqualitäten zu untersuchen: Tiefschlaf und Traumschlaf. Aus der Sicht der Chronobiologie ist dabei vor allem interessant, daß die Umschaltung vom Tiefschlaf auf Träume von der zuständigen inneren Uhr mit Hilfe des aus der Zirbeldrüse stammenden Hormons Vasotocin veranlaßt wird.
Im Tiefschlaf werden viele Körperfunktionen auf das zur Lebenserhaltung notwendige Minimum reduziert. Herzschlag, Blutdruck und Körpertemperatur sinken, die Atmung wird verlangsamt und flacher, die Skelettmuskulatur erschlafft, hinter den geschlossenen Lidern verengen sich die Pupillen, das Blut wird im Organismus anders umverteilt, und die verminderte Aktivität des Gehirns kann im EEG deutlich nachgewiesen werden. In erster Linie kommt diese von einer inneren Uhr veranlaßte Umschaltung auf Tiefschlaf über das vegetative Nervensystem zustande, in dem nun der Parasympathikusnerv die Führung übernommen hat. Nur die Reflexe bleiben – im Gegensatz zur Ohnmacht – auch im Tiefschlaf alle erhalten.
Der Tiefschlaf dient der körperlichen, zum Teil auch der geistigen Erholung und dem Aufbau von Energiereserven für den nächsten Tag.
Ein ganz anderes Erscheinungsbild bietet uns der Traumschlaf, den viele Schlafforscher als Urform des Schlafens bei allen höheren Säugetieren (einschließlich Mensch) verstehen. Er wird durch eine innere Uhr mit Hilfe des Hormons Vasotocin hervorgerufen. Dieses Hormon läßt sich nur nachts im Körper nachweisen, wobei die höchsten Konzentrationen dann festzustellen sind, wenn besonders bunt und lebhaft geträumt wird.
Charakteristisch für den Traumschlaf sind zunächst die mit Hilfe von Elektroden nachweisbaren raschen Augenbewegungen hinter

den geschlossenen Lidern. Sie hängen mit den Trauminhalten zusammen. Wer im Traum beispielsweise Tennisspieler sieht, dessen Augen werden sich horizontal hin und her bewegen. Wegen dieser raschen Augenbewegungen, die sich deutlich von den langsamen im Tiefschlaf unterscheiden, bezeichnet man Träume auch als REM-Schlaf (Abkürzung für rapid eyes movements =rasche Augenbewegungen).

Auch im EEG treten während des Traumschlafs typische Veränderungen auf. Sie deuten auf eine vermehrte Aktivität des Gehirns hin, das manchmal mehr als im Wachzustand arbeitet, ohne daß der Träumer deshalb erwacht.

Sekundäre Traummerkmale sind beschleunigter Puls, schnellere Atmung, stärkere Erschlaffung der Skelettmuskulatur, Ausdrucksbewegungen im Gesicht, Erektion des männlichen Glieds oder der weiblichen Klitoris (ohne daß die Träume deshalb sexuell gefärbt sein müssen).

Träume gibt es nur bei Lebewesen mit höher entwickeltem Gehirn, beginnend mit den Vögeln. Je differenzierter ein Gehirn entwickelt ist, desto häufiger und regelmäßiger träumt das Lebewesen. Beim Menschen – wahrscheinlich auch bei den träumenden Tieren – dient der Traumschlaf auch der Gehirnentwicklung. Deshalb verträumt der Säugling noch gut die Hälfte seines Schlafs; und Frühgeborene schlafen praktisch überhaupt nie traumlos. Mit zunehmender Gehirnreifung werden die Traumschlafzeiten kürzer, besonders auffällig bei Greisen, die nur noch 30 bis 50 Minuten pro Nacht träumen.

Abgesehen davon dient der Traum immer der seelischen Gesundheit und Erholung. Die Inhalte der Träume stammen aus dem Unbewußten, jenem Teil des Seelenlebens, zu dem wir im Wachzustand keinen Zugang haben. Darauf kann hier aber nicht mehr weiter eingegangen werden.

Jeder gesunde Mensch träumt jede Nacht, das steht zweifelsfrei fest und gilt auch für jene 5 Prozent Frauen und 15 Prozent Männer, die fest davon überzeugt sind, daß sie niemals träumen. Dies ist ein verständlicher Irrtum, wenn man bedenkt, daß die Erinnerungsquote für Träume nur noch 5 Prozent beträgt, wenn zwischen Traum und Erwachen mehr als acht Minuten vergangen sind. Nicht wenige von uns können sich deshalb am Morgen nur noch schwach oder überhaupt nicht mehr an ihre Träume erinnern.

Der weibliche Menstruationszyklus

Die periodisch wiederkehrende Monatsblutung der gebärfähigen Frau gehört wie der Schlaf-Wach-Rhythmus zu den menschlichen Urerfahrungen. Wie alle rhythmischen Veränderungen von Körperfunktionen wird auch die Menstruation letztlich von einer inneren Uhr gesteuert.

In unseren Breiten tritt die erste Menstruation durchschnittlich zwischen dem 12. und 13. Lebensjahr auf. Beendet wird der Zyklus durch die Wechseljahre, die sich über eine längere Zeit erstrecken. Im Mittel hört die Menstruation etwa im 50. Lebensjahr auf, die Bandbreite liegt zwischen dem 43. und 55. Lebensjahr.

Die monatliche Regelblutung gehört zu den dem Menschen und einigen wenigen Säugetieren eigentümlichen Phänomenen. Dabei wird die Gebärmutterschleimhaut abgestoßen. Dieser Vorgang ist mit Blutungen verbunden, die individuell unterschiedlich stark auftreten und 4–6 Tage dauern. Eine echte Menstruation setzt voraus, daß im vorangegangenen Menstruationszyklus ein Gelbkörper gebildet wurde, also ein Eisprung stattfand.

Der Menstruationszyklus beginnt mit dem Einsetzen der Monatsblutung und dauert bis zum letzten Tag vor der nächsten Blutung. Im Durchschnitt beträgt er 28 Tage. Individuell sind aber erhebliche Abweichungen nach oben oder unten möglich. Sie bleiben bedeutungslos, wenn sie konstant auftreten, der Zyklus also regelmäßig zum Beispiel 24 Tage dauert. Untersuchungsbedürftig sind Zyklen, deren Dauer ständig schwankt; das kann auf organische oder seelische Störungen hinweisen.

Die Ausstoßung des Eies aus dem reifen Graaf'schen Follikel des Eierstocks (Ei-, Follikelsprung) findet normalerweise am 12. oder 13., manchmal auch erst am 14. Tag des Menstruationszyklus statt. Auch hier sind individuelle Abweichungen von der Norm relativ häufig.

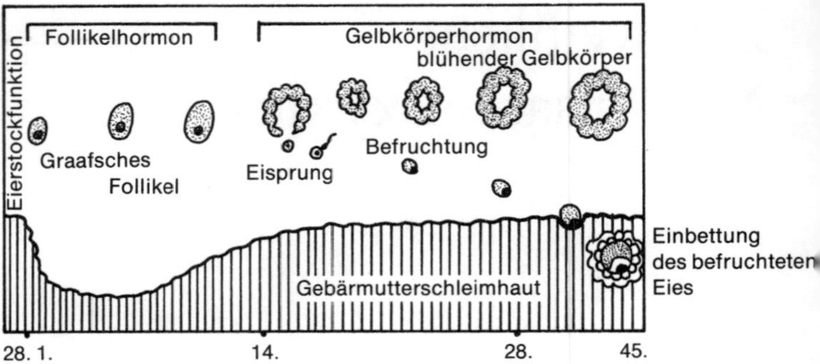

Abb. 5: Menstruationszyklus

Die Menstruation ist der einzige sichtbare Ausdruck der vielen komplizierten Vorgänge in den inneren Geschlechtsorganen der Frau, die während der gesamten Dauer ihrer Gebärfähigkeit regelmäßig wiederkehren. Maßgeblichen Einfluß darauf nehmen Hormone, die mit dem aus dem Vorderlappen der Hirnanhangdrüse und dem Zwischenhirn bestehenden übergeordneten Hirnzentrum in ständiger Wechselbeziehung stehen. Hinter allem erkennen wir den Einfluß der inneren Uhr. Wahrscheinlich sind an den verschiedenen Phasen eines Menstruationszyklus mehrere biologische Uhren beteiligt. Unterschieden werden folgende drei Phasen:

- Proliferations- (Follikelreifungs-) phase, in der unter dem vorherrschenden Einfluß der Follikelhormone (Östrogene) die Gebärmutterschleimhaut zu wuchern beginnt. Sie endet mit dem Eisprung.

- Luteal- (Sekretions-, Transformations-) phase, in der die Gelbkörperhormone die Gebärmutterschleimhaut auf die mögliche Aufnahme eines befruchteten Eies vorbereiten. Sie dauert ziemlich konstant 14 Tage.

- Desquamationsphase, in der es zur Abstoßung der gewucherten Gebärmutterschleimhaut mit Menstruation (Monatsblutung) kommt, weil keine Befruchtung und Einnistung eines Eies stattfand. Diese Phase ergibt sich aus der nachlassenden Hormonproduktion des absterbenden Gelbkörpers.

- Anschließend beginnt der Zyklus erneut mit der Proliferationsphase.

Alle diese Vorgänge wirken sich nicht allein auf die Geschlechtsorgane aus, sondern beeinflussen auch andere Körperfunktionen. Besonders deutlich erkennt man das an der Körpertemperatur. Die dafür zuständige innere Uhr wird von den für den Menstruationszyklus zuständigen anderen biologischen Uhren »verstellt«. Das erkennt man bei regelmäßiger Aufzeichnung der Basal- (Aufwach-, Morgen-) temperatur der Frau, die einige Monate lang vor dem Aufstehen im After oder unter der Zunge gemessen wird. Ein bis zwei Tage nach dem Eisprung kommt es zur Erhöhung der Körpertemperatur um etwa 0,5 Grad, die erst kurz vor der Monatsblutung wieder abfällt und während der Proliferationsphase niedrig bleibt. Dieser bi- (zwei-) phasische Zyklus der Körpertemperatur ist von praktischer Bedeutung, zum Beispiel bei der Bestimmung der fruchtbaren Tage der Frau. Wir kommen im zweiten Teil darauf zurück. Wenn die Basaltemperatur nicht abfällt, dann spricht das zusammen mit der ausbleibenden Regelblutung im allgemeinen für eine Schwangerschaft.

Natürlich stehen auch die verschiedenen, mehr oder weniger deutlich ausgeprägten Beschwerden während der Menstruation teilweise mit den durch innere Uhren veränderten Körperfunktionen in Zusammenhang. Das reicht bis in den seelischen Bereich hinein. Stimmungsschwankungen, die oft depressiv gefärbt sind, treten bevorzugt nach dem Eisprung bis kurz vor der Menstruation auf und verschwinden oft schlagartig mit dem Beginn der Blutungen.

In der Zeit zwischen dem Ende der Monatsblutung und dem Eisprung befinden sich nicht wenige Frauen in einem seelischen Hoch. In dieser Zeit sind häufig auch ihre sexuellen Bedürfnisse verstärkt. Während der Monatsblutung ist meist das Verlangen nach Zuwendung und Zärtlichkeit ohne sexuelle Betätigung – also nach Erotik im weitesten Sinn – besonders deutlich vorhanden.

Alle diese Veränderungen resultieren aus den von inneren Uhren periodisch gesteuerten hormonellen Veränderungen. Im Einzelfall können sie so stark ausgeprägt sein, daß eine Behandlung mit Hormonen notwendig wird, um den Einfluß der inneren Uhren zu harmonisieren. Es wurden sogar schon Fälle bekannt, bei denen die seelischen Veränderungen im Zusammenhang mit der Menstruation so gravierend auftraten, daß vorübergehend eine verminderte Zurechnungsfähigkeit vorlag. Allerdings sind das glücklicherweise die Ausnahmen. Sie demonstrieren aber, wie stark der Einfluß innerer Uhren auf unser gesamtes Leben sein kann.

Im größeren Rahmen betrachtet, kann man die gesamte Zeit zwischen der ersten und letzten Menstruation, die durchschnittlich 33 Jahre dauert, als einen einzigen großen infradianen Biorhythmus betrachten, der wiederum in viele kürzere, ebenfalls infradiane Rhythmen und diesen untergeordnete Phasen zerfällt. Ob dahinter tatsächlich eine biologische Uhr steht, deren Gang Anfang und Ende der Gebärfähigkeit bestimmt, ist heute noch nicht sicher erkennbar. Im Prinzip spricht aber nichts dagegen. Mit ziemlicher Sicherheit kann man aber in jedem Fall davon ausgehen, daß daneben auch individuelle Erbanlagen und andere, von Biorhythmen unabhängige Faktoren eine Rolle spielen.

Lern- und Leistungsfähigkeit

Die drei infradianen Grundrhythmen von Körper, Seele und Intelligenz , die wir zu Beginn vorstellten, bestimmen unsere Leistungsfähigkeit in größeren Zeitabständen (23 bis 33 Tage). Daneben gibt es aber auch noch innere Uhren, die im cirkadianen Biorhythmus die Lern- und Leistungsfähigkeit steuern. Im Kapitel über die Schlaftypen lernten wir eine dieser biologischen Uhren kennen, die den Morgenmenschen recht früh sein Tagesmaximum erreichen läßt, bei Abendmenschen hingegen dafür verantwortlich ist, daß diese erst am späten Nachmittag und Abend zu ihrer Höchstform gelangen.

Unabhängig von Schlaftyp steuert noch eine andere biologische Uhr unsere Lern- und Leistungsfähigkeit im cirkadianen Rhythmus, der wiederum in vier Phasen zu unterteilen ist. Sie bewirkt, daß Gedächtnis, Konzentration, Reaktionsfähigkeit und Lernbereitschaft vormittags zwischen 10 und 12 Uhr und nachmittags von 15 bis 17 Uhr deutlich verbessert werden. Das stimmt mit den Leistungskurven der beiden Schlaftypen überein. »Lerchen« erreichen am Vormittag bis gegen 12 Uhr schon ihren zweiten Aktivitätshöhepunkt und am Nachmittag ab 14 bis 16 Uhr ein weiteres, wenn auch schwächeres Hoch. Die »Eulen« kommen zwischen 10 und 11 Uhr in ein erstes schwaches Leistungshoch und befinden sich zwischen 15 und 18 Uhr in einer deutlicheren Aktivitätsphase. Die biologischen Uhren, die für den Schlaftyp und die Leistungsfähigkeit zuständig sind, laufen also annähernd synchron. Während der Mittagszeit und tief in der Nacht gelangt das Leistungsvermögen für »Eulen« und »Lerchen« auf einem Tiefpunkt an.

Die unterschiedliche Lernbereitschaft im cirkadianen Rhythmus betrifft über das Nervensystem auch die Schmerzempfindlichkeit. Wir wissen zwar, daß Schmerzen individuell sehr unterschiedlich empfunden werden, weil es nicht nur auf den Schmerzreiz, sondern auch auf das seelische »Wehgefühl« ankommt, aber ganz unabhängig davon sorgt der Biorhythmus dafür, daß wir alle am Nachmittag und frühen Abend Schmerzen deutlicher als in der Nacht und am Morgen spüren. Die Natur hat das sinnvoll eingerichtet, damit der Schlaf durch Schmerzen nicht allzu stark beeinträchtigt wird. Auf die praktischen Konsequenzen der im Lauf des Tages unterschiedlichen Schmerzempfindlichkeit kommen wir im zweiten Teil dieses Buches noch zurück.

Auch aus dem unterschiedlichen Leistungs- und Lernvermögen sollte man praktische Konsequenzen ziehen. Auf einen einfachen Nenner gebracht: Während der Tiefphasen erledigt man vor allem Routinearbeiten, die keine besondere Aufmerksamkeit erfordern, in den Hochphasen dagegen alle wichtigen Aufgaben und Entscheidungen. Das gilt sinngemäß auch beim Lernen. Mehr dazu später im zweiten Teil des Buches.

Wetterlage und Biorhythmus

Der Einfluß des Wetters auf unsere körperliche, geistige und seelische Verfassung wird heute nicht mehr angezweifelt. An manchen Kliniken nimmt man ihn sogar schon so ernst, daß alle nicht so dringenden Operationen verschoben werden, wenn bestimmte Wetterlagen oder plötzliche Wetterveränderungen vorhergesagt wurden. Die chirurgische Abteilungen dieser Krankenhäuser stehen dazu ständig mit meteorologischen Instituten in Verbindung. Das hat seinen guten Grund, denn der Einfluß des Wetters kann selbst bei kleinen Routineoperationen das Risiko von Komplikationen deutlich erhöhen.

Ähnlich wie die Chronobiologie gehört auch die Medizinmeteorologie noch zu den jungen Disziplinen der Naturwissenschaft, die viele der von ihr untersuchten Phänomene noch nicht hinreichend erklären kann. Aber nicht nur das verbindet sie mit der Chronobiologie. Viel wichtiger erscheint die Beobachtung, daß das Wetter Einfluß auf unsere inneren Uhren nimmt, sie gewissermaßen »verstellt« und aus dem Gleichtakt bringt. Aus der gemeinsamen Erforschung der Biorhythmen und der biotropen Wetterlagen kann man in Zukunft wahrscheinlich noch zahlreiche wichtige Erkenntnisse erwarten.

Auf die praktische Bedeutung solcher Untersuchungen kommen wir im zweiten Teil des Buches zurück. Hier interessiert uns zunächst nur, wie das Wetter überhaupt den Gang der inneren Uhren stören kann.

Um den Zusammenhang zu verstehen, müssen wir uns nochmals die Versuche in den Andechser Bunkern der Zeitlosigkeit in Erinnerung rufen. Die Wissenschaftler stellten dort fest, daß die inneren Uhren der Probanden, die sich in der rechten Bunkerwohnung aufhielten, relativ häufig aus dem Gleichtakt gerieten. Als Ursache ermittelten sie die Abschirmung dieser Wohnung gegen das natürliche Elektroklima durch einen Blechmantel, der den Bunker wie ein Faradayscher Käfig umgibt. Durch ein künstlich erzeugtes Wech-

selfeld gelang es, die Desynchronisation der inneren Uhren rückgängig zu machen.
Das Wetter wirkt mit einer ganzen Reihe von Faktoren auf uns ein. Dazu gehören unter anderem Temperatur, Luftdruck, Luftfeuchtigkeit, Bewölkung, Radiostrahlung der Sonne, natürliche Erdstrahlen und das erdmagnetische Feld. Mit jeder Wetterveränderung ändern sich auch einige oder alle dieser Faktoren. Die Veränderung des Elektroklimas kann dem eigentlichen Wetterumschwung Stunden bis Tage vorauseilen. Das gilt vor allem für die Sferics, das sind elektrische Wellen mit einer Länge von mehreren Kilometern, die allen Anzeichen einer Wetterveränderung vorangehen und besonders intensiv auf den menschlichen Organismus wirken. Sobald der Wetterwechsel dann offenkundig wird, sind die Sferics verschwunden. Daraus erklärt es sich, daß Menschen mit erstaunlicher Sicherheit voraussagen können, wann ein Wetterumschwung eintritt, lange bevor die meteorologischen Meßinstrumente die ersten Veränderungen anzeigen. Sie merken es einfach an den Folgen der Desynchronisation ihrer inneren Uhren, die das Seelenleben ebenso wie die körperliche und geistige Leistungsfähigkeit betreffen können.
Der rasche Wetterumschwung wirkt sich wahrscheinlich am stärksten auf unser Allgemeinbefinden aus. Insbesondere Herz und Kreislauf werden dadurch stark in Mitleidenschaft gezogen. Im Prinzip beeinflussen aber auch alle länger anhaltenden stabilen Wetterlagen unsere inneren Uhren günstig oder ungünstig. Zu jeder Wetterlage gehört ja ein bestimmtes Elektroklima, das die Biorhythmen harmonisieren oder desynchronisieren kann.
Natürlich spürt nicht jeder Mensch das Wetter. An vielen Menschen gehen auch jähe Wetterstürze scheinbar spurlos vorüber, während andere stark darunter leiden. Das scheint zunächst im Widerspruch zu der Annahme zu stehen, daß wetterbedingte Veränderungen des Elektroklimas unsere inneren Uhren verstellen. Wenn Patienten in der Praxis über ausgeprägte Wetterfühligkeit klagen, dann handelt es sich dabei meist um geschwächte, genesende, ältere, chronisch kranke oder vegetativ labile Menschen. Trotzdem bleibt es eine Tatsache, daß jeder Mensch vom Wetter beeinflußt wird. Bei einem schon vorgeschädigten, geschwächten Organismus macht sich dieser Einfluß aber gewöhnlich viel stärker bemerkbar; bei Kranken kommt er vor allem dort zum Ausdruck, wo vorher schon Körperfunktionen gestört waren. Der stabile, gesunde Mensch dagegen braucht diesen Einfluß bewußt überhaupt nicht wahrzunehmen, er ist dennoch vorhanden und kann zum Teil objektiv nachgewiesen werden.

Unter anderem betrifft das Wetter die inneren Uhren, die für unser Leistungsvermögen, die Reaktionsfähigkeit und Stimmung zuständig sind. Objektiv werden auch Blutwerte und andere Körperfunktionen durch den Einfluß des Wetters auf die inneren Uhren verändert. Sogar im Straßenverkehr wirkt sich das Wetter aus. Die Zahl der Verkehrsunfälle nimmt jeweils vier Stunden vor und nach einem Wetterumschwung deutlich zu; und 20 bis 50 Prozent mehr Unfallbeteiligte begehen bei bestimmten Wettersituationen Fahrerflucht.

Den Forschungen der Medizinmeteorologie verdanken wir heute schon eine Fülle von Fakten, die zusammen mit den Erkenntnissen der Chronobiologie interpretiert und verwertet werden sollten. Aber auch bei der praktischen Anwendung ihrer Erkenntnisse teilt die Medizinmeteorologie noch das Schicksal der Chronobiologie, wird also noch viel zu selten zu Rate gezogen. Eine Reihe von Beobachtungen der Biotropieforschung kann aber auch der Laie im Alltag selbst berücksichtigen. Im Kapitel über die Wetterfühligkeit gehen wir darauf ausführlich ein.

Jahreszeitliche Änderungen der Rhythmen

Bisher lernten wir vor allem relativ kurze ultra-, cirka- und infradiane Biorhythmen kennen, als längsten den 33-Tage-Rhythmus der Intelligenz. Daneben gibt es aber auch viel länger andauernde Perioden im Leben eines Menschen. Allerdings wissen wir davon noch sehr wenig. Die Untersuchungen der jungen Chronobiologie müssen sich nämlich von so augenfälligen Rhythmen wie Schlaf-Wach-Rhythmus oder Menstruationszyklus langsam immer weiter in unbekanntes Terrain vortasten.
Mit Sicherheit können wir heute davon ausgehen, daß es auch annuale (aus dem Lateinischen: annuus = Jahr) Biorhythmen gibt. Man vermutet, daß sie sich in erster Linie aus den Erbanlagen erklären, ohne dazu jedoch schon nähere Einzelheiten zu kennen. Nur die Folgen einiger Jahresrhythmen, die sich mit den Jahreszeiten verändern, sind uns heute schon besser bekannt.
Der eindeutigste Hinweis auf die Existenz von Jahresrhythmen kam wohl aus den Forschungslabors der pharmazeutischen Industrie als Nebenprodukt. Zur Überprüfung der Wirkung und Nebenwirkungen von Arzneimitteln arbeitet sie mit Versuchstieren – eine sehr umstrittene Praxis mit zweifelhaften Ergebnissen, auf die hier aber nicht näher eingegangen werden kann. Die Ergebnisse dieser Arzneimittelprüfungen müssen vergleichbar sein. Deshalb kommt es darauf an, möglichst gleichartige Versuchstiere zu züchten. Das geschieht in Käfigen, die völlig gegen die Umwelt abgeschirmt sind, auch gegen das natürliche Elektroklima. Selbst das Futter wird stets in der gleichen Zusammensetzung und Qualität verabreicht. Es gibt also überhaupt keinen äußeren Reiz, der in diese Isolation eindringen könnte, insbesondere keinen Taktgeber für die inneren Uhren. Trotzdem nimmt bei Mäusen und Ratten im Winterhalbjahr regelmäßig die Zahl der Mißbildungen an neugeborenen Tieren deutlich zu. Wohlgemerkt, die Tiere können an nichts erkennen, daß draußen Winter herrscht. Erklären läßt sich das nur durch eine innere Uhr, die unabhängig von äußeren Zeitgebern

ihren Jahresrhythmus abspult, von der Natur entsprechend vorprogrammiert.
Auch beim Menschen wurden bereits Hinweise auf Jahresuhren gefunden. Unter anderem trifft das für die Häufigkeit von nachoperativen Komplikationen, verschiedenen Infektionskrankheiten, Rheuma und auf den Schlaf-Wach-Rhythmus zu. Die medizinischen Aspekte besprechen wir im zweiten Teil. Die jahreszeitlichen Veränderungen des Schlaf-Wach-Rhythmus kennt wahrscheinlich jeder von uns aus eigenem Erleben. Irgendwann zwischen Oktober und November bemerken wir, daß wir länger schlafen – zumindest gerne länger schlafen möchten. Beobachtungen ergaben, daß unsere Schlafphase im Winterhalbjahr tatsächlich 20 bis 30 Minuten länger ist als im Frühjahr und Sommer. Entweder geht man abends häufiger früher zu Bett oder bleibt morgens etwas länger liegen.
Schließlich wird auch unsere Grundstimmung durch den Jahresrhythmus beeinflußt. Wohl jeder stellte schon bei sich selbst fest, daß er in der dunklen Jahreszeit häufiger zu depressiven Verstimmungen neigt, ohne daß es dafür einen erkennbaren Anlaß gibt. Die meisten erklären sich das aus dem trüben, unfreundlichen Wetter und der früh einsetzenden langen Dunkelheit. Sicher schlägt auch ein grauer, nebelverhangener Novembertag auf unser Gemüt, aber das ist es nicht allein. Vor kurzem entdeckte man eine noch nicht genauer definierte, farbstoff- (vielleicht hormon-) artige Substanz, die in der dunkleren Jahreszeit vermehrt im Körper vorkommt. Sie trägt mit bei zu unserer Neigung zu depressiven Verstimmungen, schafft vielleicht auch die Voraussetzung dafür, daß uns das Wetter stärker bedrückt. Und vieles spricht dafür, daß die vermehrte Bildung dieser Substanz durch einen annualen Biorhythmus veranlaßt wird.

Praktischer Nutzen der Chronobiologie

Eine Vielzahl innerer Uhren mit unterschiedlich langen Rhythmen, die normalerweise sorgfältig aufeinander abgestimmt sind, beeinflußt viele Bereiche unseres Lebens, vor allem unsere Gesundheit, Leistungsfähigkeit und das seelische Befinden. Die inzwischen sicher bekannten wichtigsten Biorhythmen lernten wir im ersten Teil dieses Buches kennen.

Innerhalb gewisser Grenzen darf man die biologischen Uhren der äußeren Zeit anpassen. Dauernd sollte man ihren Rhythmus aber nicht mißachten, denn das rächt sich irgendwann einmal durch Gesundheitsstörungen verschiedenster Art. Daraus ergibt sich die praktische Bedeutung der Biorhythmik für unser tägliches Leben.

Die wichtigsten praktischen Anwendungsgebiete der Chronobiologie im Alltag und in der Medizin wollen wir nun gründlicher untersuchen.

Berechnung der »kritischen Tage«

Wenn der japanische Professor Tatai, Doktor der Physiologie und Professor für Ernährungswissenschaften an der Todai-Universität in Tokio, morgens aufsteht, dann gilt sein erster Blick dem Kalender. Allerdings interessieren den vielbeschäftigten, prominenten Naturwissenschaftler jetzt noch nicht die zahlreichen Termine des bevorstehenden Tages. Er schaut zunächst in einen ganz besonderen Taschenkalender, in dem er selbst für ein Jahr im voraus blaue, rote und grüne Kurven eingezeichnet hat. Sie stehen für seine drei biologischen Grundrhythmen.

Zeigt der Kalender einen »kritischen Tag« an, dann läßt Professor Tatai seinen Wagen in der Garage stehen und fährt mit einem Taxi zur Universität. Außerdem versucht er an solchen Tagen, keine wichtigen Entscheidungen zu treffen und allen körperlichen, seelischen und geistigen Anstrengungen so weit wie möglich aus dem Weg zu gehen. Er beschränkt sich auf Routinearbeiten und schaltet den Tagesablauf auf »Schongang«.

Sicher kann man dem kritischen Naturwissenschaftler Tatai deshalb keinen Aberglauben unterstellen, auch wenn er sich ähnlich wie ein abergläubischer Mensch an einem 13. verhält. Er versucht ganz einfach, im Einklang mit seinen Biorhythmen zu leben. Der Kalender mit den Rhythmuskurven bedeutet für ihn eine Art »persönlicher Wetterbericht«. Er meinte dazu einmal:

> »Wenn der Wetterdienst Regen ankündigt, nehme ich zur Vorsicht einen Schirm mit. Zeigt mir eine meiner biorhythmischen Kurven, daß ein kritischer Tag bevorsteht, bin ich eben besonders vorsichtig und aufmerksam.«

Mit dieser einfachen Grundeinstellung fährt Professor Tatai nicht nur selbst gut, sie wurde auch zur Grundlage verschiedener Biorhythmus-Programme, die er für japanische Firmen entwickelte, und die sich in kurzer Zeit bestens bewährt haben. Einige Beispiele werden wir später im Kapitel über die praktischen Konsequenzen noch kennenlernen.

Wie errechnet man die Grundrhythmen?

Professor Tatai berechnet seine drei Grundrhythmen selbst für jeweils ein Jahr, damit er langfristig einen Überblick erhält und seine Termine und Verpflichtungen entsprechend der Biorhythmik einplanen kann. Man muß kein Naturwissenschaftler sein, um die eigenen Biorhythmen selbst berechnen zu können. Dazu benötigt man nur Bleistift, Papier, vielleicht einen Taschenrechner (erleichtert die Berechnung, ist aber entbehrlich) und etwas Zeit.

Die Berechnung der drei Grundrhythmen geht von der Fliess'schen Periodenlehre aus, nach der jeder Biorhythmus mit der Geburt beginnt und sich in regelmäßig wiederkehrender Schwingung bis zum letzten Atemzug fortsetzt. Nach diesem Grundprinzip kann man also, vom Geburtsdatum ausgehend, jeden der drei Grundrhythmen für jeden beliebigen Tag des Lebens berechnen. Es ist möglich, die gegenwärtige Rhythmuslage zu bestimmen; man kann sie aber auch in die Vergangenheit zurückverfolgen oder bis in die weite Zukunft hinein im voraus erkennen. Gerade die Berechnung zukünftiger kritischer Tage hat große praktische Bedeutung, weil man sich rechtzeitig darauf vorbereiten kann. Der Rückblick auf vergangene Rhythmen kann von theoretischem Interesse sein, wenn man zum Beispiel aufzuklären versucht, warum man an einem bestimmten Tag eine Prüfung nicht schaffte, während sie einige Tage später glänzend gelang.

Wer sich erstmals mit der Berechnung seiner drei Grundrhythmen beschäftigt, wird am besten mit der Ermittlung seiner gegenwärtigen Rhythmuslage beginnen und auf dieser Grundlage die zukünftigen Perioden fortschreiben. Dabei erweist es sich als praktisch, in einem Zug die Rhythmen für einen längeren Zeitraum (am besten gleich für ein ganzes Jahr) festzulegen, dann muß man nicht jedesmal neu die Zahl der Lebenstage ermitteln.

Die sehr einfache Formel für die Berechnung der drei Biogrundrhythmen lautet:

> Zahl der Lebenstage (vom Tag der Geburt bis zur Gegenwart) dividiert durch Rhythmustage (also 23, 28 oder 33) ergibt die Anzahl der Rhythmen bis zur Gegenwart und (meist) den wichtigen Rest an Tagen im augenblicklich ablaufenden Biorhythmus.

Mathematisch vereinfacht dargestellt heißt die Formel also:

$$\frac{\text{Lebenstage}}{\text{Rhythmustage}} = \text{Rhythmen und Rest}$$

An drei Beispielen wollen wir das praktisch verdeutlichen, um die Selbstberechnung zu erleichtern.

Beispiel 1: 23-Tage-Rhythmus
Geburtsdatum: 29. April 1928
Tag der Berechnung: 14. August 1983

1. Zahl der Lebenstage vom 29. 4. 28 bis 14. 8. 83:

Lebenstage 1928 (29. 4.–31. 12.)			=	247 Tage
Lebenstage 1. 1. 29–31. 12. 82				
a) 54 Jahre x 365 Tage	=	19 710 Tage		
b) Zahl der Schalttage	=	13 Tage	=	19 723 Tage
Lebenstage 1983 (1. 1.–14. 8.7)			=	226 Tage
		insgesamt		20 196 Tage

2. Berechnung des 23-Tage-Rhythmus:

$$\frac{\text{20 196 Lebenstage}}{\text{23 Rhythmustage}} = \text{878 Rhythmen/Rest 2}$$

Beispiel 2: 28-Tage-Rhythmus
Geburtsdatum: 16. Januar 1947
Tag der Berechnung: 15. Juni 1983

1. Zahl der Lebenstage vom 16. 1. 47 bis 15. 6. 83:

Lebenstage 1947 (16. 1.–31. 12.)			=	350 Tage
Lebenstage 1. 1. 48–31. 12. 82				
a) 35 Jahre x 365 Tage	=	12 775 Tage		
b) Zahl der Schalttage	=	9 Tage	=	12 784 Tage
Lebenstage 1983 (1. 1.–15.6.)			=	166 Tage
		insgesamt		13 300 Tage

2. Berechnung des 28-Tage-Rhythmus:

$$\frac{\text{13 500 Lebenstage}}{\text{28 Rhythmustage}} = \text{475 Rhythmen/Rest 0}$$

Beispiel 3: 33-Tage-Rhythmus
Geburtsdatum: 7. September 1935
Tag der Berechnung: 4. Mai 1983

1. Zahl der Lebenstage vom 7. 9. 35 bis 4. 5. 83:

Lebenstage 1935 (7. 9.–31. 12.)			=	116 Tage
Lebenstage 1. 1. 36–31. 12. 82				
a) 47 Jahre x 365 Tage	=	17 155 Tage		
b) Zahl der Schalttage	=	12 Tage	=	17 167 Tage
Lebenstage 1983 (1. 1.–4. 5.)			=	124 Tage
		insgesamt		17 407 Tage

2. Berechnung des 33-Tage-Rhythmus:

$$\frac{17\,407 \text{ Lebenstage}}{33 \text{ Rhythmustage}} = 527 \text{ Rhythmen/Rest } 16$$

Entsprechend diesen Beispielen läßt sich der Biorhythmus für Körper, Seelenleben oder Intelligenz jederzeit für jeden gewünschten Tag ausrechnen. Die Anzahl der bisher vergangenen Rhythmen im Laufe eines Lebens spielt bei der Bewertung keine Rolle; wichtig ist nur der Rest oder ein Ergebnis ohne Rest.

Die Bedeutung dieser Reste richtet sich nach der Länge des berechneten Biorhythmus. Erinnern wir uns nochmals: Jeder Grundrhythmus beginnt mit einer von der Nullinie aufsteigenden Aktivitätskurve, erreicht nach einem Viertel der Zeitstrecke den Scheitelpunkt der Plusphase und kehrt dann bis zur Hälfte der Zeitstrecke wieder zur Nullinie zurück. Danach sinkt er im gleichen Zeitablauf ins Wellental der Regenerationsphase, deren Tiefstpunkt nach drei Vierteln der Zeitstrecke erreicht wird, und kehrt im letzten Viertel der Schwingung wieder zur Nullinie zurück. Wenn wir die gesamte Zeitstrecke in die Rhythmustage (also 23, 28 oder 33 Tage) unterteilen, können wir darauf die aus der Berechnung stammenden Reste einordnen. Kehren wir dazu zu den drei Beispielen zurück.

Beispiel 1:
Der Rest beträgt 2, das heißt, der Betreffende befindet sich am Tag der Rhythmusberechnung (14. August 1983) im 2. Tag seines 23-Tage-Körperrhythmus, also am Anfang der ansteigenden Aktivitätsphase.

Beispiel 2:
Der Rest beträgt 0; am Tag der Rhythmusberechnung (15. Juni 1983) endet also der 475. 28-Tage-Seelenrhythmus des Betreffenden und geht aus der Regenerations- in die Aktivitätsphase über, wobei er die Nullinie kreuzt. Das ist ein kritischer Tag, auf den wir im nächsten Kapitel noch zu sprechen kommen.

Beispiel 3:
Der Rest beträgt 16, das bedeutet, daß der Betreffende am Tag der Rhythmusberechnung (4. Mai 1983) in der Mitte des 33-Tage-Intelligenzrhythmus angekommen ist. Die Kurve erreicht wieder die Nullinie und sinkt von nun an abwärts in die Regenerationsphase. Das ist also ebenfalls ein kritischer Tag.

Die Abbildung soll die drei Beispiele grafisch verdeutlichen.

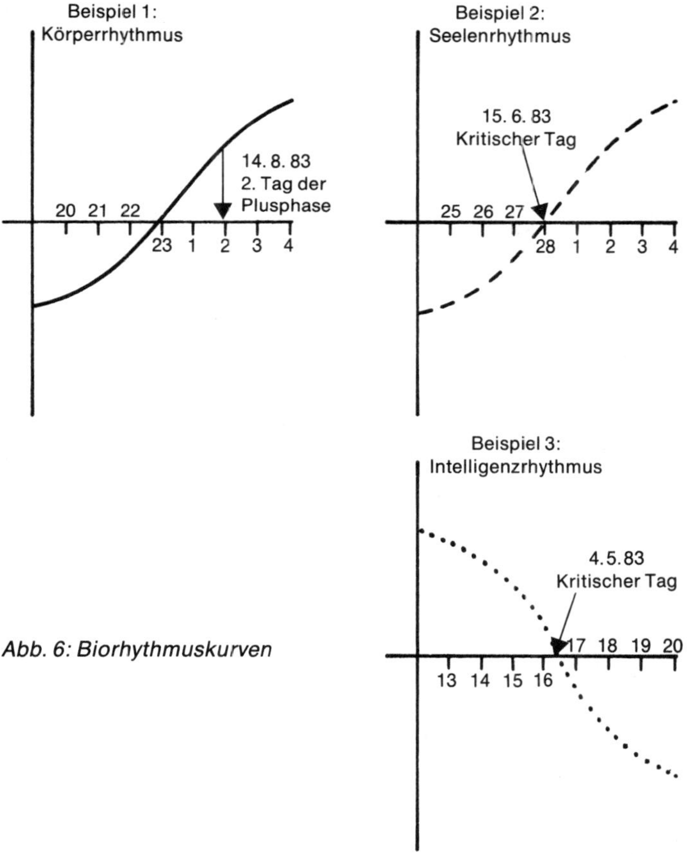

Abb. 6: Biorhythmuskurven

Sobald wir den augenblicklichen Stand unserer drei Grundrhythmen ermittelt haben, können wir sie beliebig fortschreiben. Zunächst vollendet man den angefangenen Rhythmus und führt ihn dann in ständig wiederkehrenden, gleichlangen Kurven über einen beliebigen Zeitraum fort – am besten jeweils für ein Jahr im voraus. Dazu eignet sich zur Not ein Taschenkalender, in den man in geeigneter Weise den Verlauf der drei Grundrhythmen mit drei unterschiedlichen Farbstiften einträgt. Besser eignet sich eine speziell für die Eintragung entworfene Monatstafel für die drei Grundrhythmen, die man nur einmal aufzuzeichnen braucht und dann fotokopieren kann. Die Abbildung zeigt, wie ein solches Rhythmogramm aussehen kann.

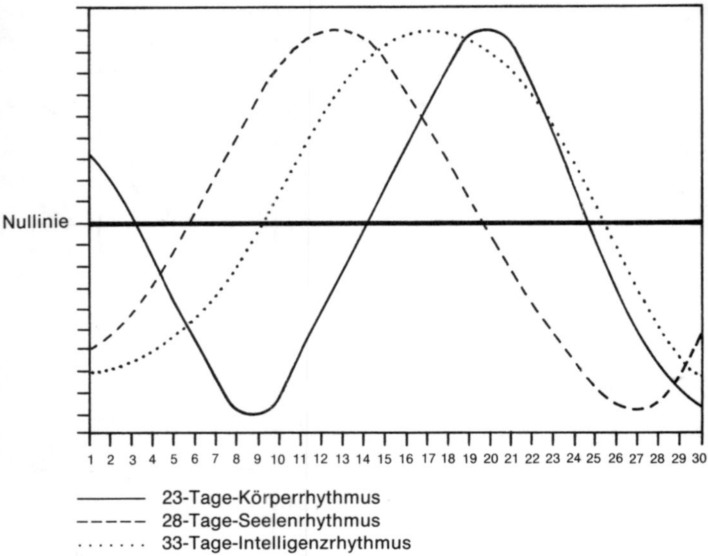

Abb. 7: Monatsrhythmogramm

Wer Lust und Talent zum Zeichnen hat, kann die 12 Rhythmogramme auch grafisch gekonnt gestalten und als Wandschmuck verwenden.

Wer die Mühe der Berechnung seiner Grundrhythmen nach den Beispielen dieses Buches scheut, kann sich einen Biorhythmus-Computer (im Taschenrechnerformat) kaufen, der entsprechend vorprogrammiert wurde. Man muß nur noch das Geburtsdatum eingeben und erhält dann die gewünschten Daten über die jeweilige Rhythmuslage. Solche Geräte werden in verschiedenen Ausführungen angeboten, zum Teil sogar in Form von Armbanduhren. Der Preis beginnt im Durchschnitt bei DM 90,–.

Noch einfacher geht es, wenn man sich sein Jahresrhythmogramm vom Fachmann ausrechnen läßt. Adressen entsprechender Fachleute findet man in der regionalen Tagespresse und in Zeitschriften, vor allem in solchen mit vorwiegend medizinischem Inhalt. Die Kosten liegen normalerweise zwischen DM 30,– und DM 50,– für ein Jahresrhythmogramm. Für Anspruchsvolle gibt es 12 künstlerisch gestaltete Monatsrhythmogramme (Kosten etwa DM 400,–), die man wie eine Grafik an die Wand hängen kann.

Die »kritischen Tage«

Wenn wir wissen, welche Rhythmen sich an einem bestimmten Tag in einer Aktivitäts- oder Regenerationsphase befinden, gewinnen wir damit einen ersten Überblick über unsere persönliche »Großwetterlage«, um bei Professor Tatais Vergleich von Biorhythmen und Wetterbericht zu bleiben. Allerdings dürfen wir davon noch nicht allzuviel erwarten. Sicher können wir uns in einer Aktivitätsphase mehr zumuten als im Wellental, werden uns in gehobenerer Stimmung befinden, geistige Aufgaben leichter bewältigen und mehr Kreativität entwickeln. Wirklich aufschlußreich und von hohem praktischem Wert werden die Rhythmogramme, wenn sie einen oder mehrere kritische Tage anzeigen. Als kritisch im Sinne der Chronobiologie bezeichnet man alle Tage im Verlauf einer Rhythmuskurve, an denen die Schwingung zu Ende geht, neu beginnt oder die Nullinie kreuzt. Das ist also nur an folgenden Tagen möglich:

- Am ersten Tag der neuen Schwingung, wenn der Rhythmus von der Nullinie in die Aktivitätsphase übergeht.
- Am mittleren (halbperiodischen) Tag, wenn die Aktivitätskurve die Nullinie kreuzt und ins Minus sinkt. Bei den beiden ungeraden Rhythmen (23/33 Tage) kann dieser halbperiodische Tag nicht ganz präzis festgelegt werden; man geht deshalb von zwei kritischen Tagen aus.
- Am letzten Tag, wenn der alte Rhythmus zu Ende geht und die Kurve von unten her wieder die Nullinie erreicht.

  Man kann die kritischen Tage ermitteln, indem man die Kurven grafisch darstellt und auf der Nullinie Anfang, Ende und Schnittpunkt der Schwingung markiert. Einfacher und schneller geht es, wenn man den Rest berücksichtigt, der sich bei der Rhythmusberechnung ergibt. Auf kritische Tage weisen die folgenden Reste hin:
- Rest 0 oder 1 bei allen drei Grundrhythmen; denn sie zeigen an, daß eine Rhythmuskurve gerade vollendet wird oder gerade an diesem Tag neu begonnen hat.
- Rest 11 und 12 im 23-Tage-Körperrhythmus, weil die Kurve jetzt in der Mitte der Periode die Nullinie kreuzt.
- Rest 14 im 28-Tage-Seelenrhythmus, da an diesem halbperiodischen Tag die Nullinie geschnitten wird.
- Rest 16 und 17 im 33-Tage-Intelligenzrhythmus, denn jetzt geht die Schwingung ebenfalls aus der Plus- in die Minusphase über und kreuzt dabei die Nullinie.

In unseren Berechnungsbeispielen weist der Rest 0 im Fall 2 auf einen kritischen Tag im 28-Tage-Seelenrhythmus, der Rest 16 im Fall 3 auf einen kritischen halbperiodischen Tag im Intelligenzrhythmus hin.

Konsequenzen für den Alltag

Mit der Berechnung der Rhythmuslage (Plus- oder Minusphase) und der kritischen Tage im Verlauf der drei Grundrhythmen kann man im täglichen Leben schon sehr viel anfangen. Erinnern wir uns, was Professor Tatai zusammenfassend darüber sagte: »Zeigt mir eine meiner biorhythmischen Kurven, daß ein kritischer Tag bevorsteht, bin ich eben besonders vorsichtig und aufmerksam.« Damit bringt er die praktischen Konsequenzen auf einen einfachen Grundnenner.
Wir wollen uns aber nicht damit begnügen, sondern näher untersuchen, was alles unter ». . . besonders vorsichtig und aufmerksam« zu verstehen ist. Beispiele aus der Praxis, insbesondere die von Professor Tatai in Japan mit gutem Erfolg entwickelten Programme zur Unfallverhütung, sollen veranschaulichen, worum es im Alltag geht.

Beispiel 1
Die über 3000 Fahrer der Tokioer Taxigesellschaft Kokusai Taito finden an manchen Tagen einen farbigen Stempel auf ihrem Rapportformular. Veranlaßt wird er von einem Computer, in dem ihre Geburtsdaten gespeichert sind. Er berechnet jeden Tag für jeden Fahrer die jeweilige Rhythmuslage. Zeigt einer der drei Grundrhythmen einen kritischen Tag, dann warnt der Stempel den Fahrer davor.

Ziel dieser 1969 auf Anregung von Professor Tatai ins Leben gerufenen Aktion ist es, die biorhythmusbedingten Unfälle zu reduzieren. Der vorgewarnte Taxifahrer verhält sich an den kritischen Tagen vorsichtiger und umsichtiger. »Gefahr erkannt – Gefahr gebannt« meinten die Verantwortlichen der Taxigesellschaft. Der Erfolg gab ihnen recht. Schlagartig sank die Unfallrate nach Einführung dieses Biorhythmus-Warnsystems um etwa 30 Prozent.

Beispiel 2
An den Motorrädern der Telegrammboten der Nippon Telegraph and Telephone Company in Jokohama hängen morgens manchmal komische rote, grüne oder blaue Wimpel an der Lenkstange. Ein Mitarbeiter des Personalbüros hat sie dort angebracht, weil der Computer für den betreffenden Boten an

diesem Tag eine kritische Rhythmuslage vorausberechnet hat. Die Wimpel sind also keine komische Verzierung, sondern ermahnen den Fahrer den ganzen Tag über zu erhöhter Aufmerksamkeit und Vorsicht im Verkehr.

Auch dieses Unfallverhütungsprogramm geht auf eine Initiative von Professor Tatai zurück und wurde zu einem überzeugenden praktischen Beweis für die Richtigkeit der biorhythmischen Theorien. Rund 2½ Jahre lang war nach der Einführung dieses Programms kein einziger Telegrammbote mehr an einem Unfall beteiligt – und das will im dichten Verkehr einer japanischen Großstadt schon etwas heißen.

Unfallverhütung durch Nutzung biorhythmischer Erkenntnisse – bei uns bis heute ein Fremdwort, obwohl auf unseren Straßen noch immer zuviele Menschen bei Unfällen sterben, deren Ursachen auf den ersten Blick völlig unverständlich erscheinen. Nicht an jedem dieser Unfälle war ein kritischer Rhythmustag schuld, denn unser Verkehrsverhalten wird von verschiedenen Faktoren geprägt. Andererseits spricht aber auch nichts gegen die Annahme, daß die Unfallrate auch bei uns (wie bei der japanischen Taxigesellschaft) durch Beachtung der Biorhythmen um etwa ein Drittel gesenkt werden könnte. Solange sich aber niemand wenigstens im kleinen Rahmen einmal bemüht, praktische Konsequenzen für die Unfallverhütung aus der Chronobiologie zu ziehen – ihr eine Chance zur Bewährung in der Praxis zu geben –, werden wir auch keine überzeugenden Beweise für ihren Nutzen zusammentragen können. Ein Mann wie Professor Tatai, der in Japan als eine Art »Papst« der Biorhythmik gilt, ist bei uns leider nicht in Sicht.

Bleibt also nur die Selbsthilfe, die ja mit den einfachen Formeln zur Berechnung der Grundrhythmen jedermann möglich ist. Ergibt sich dabei ein kritischer Tag, sollte man im Straßenverkehr noch defensiver fahren, mit noch mehr Umsicht und Weitsicht – wenn man es schon nicht Professor Tatai nachmachen will, der an seinen kritischen Tagen das Auto in der Garage läßt. Allerdings hieße es, die Chronobiologie pervertieren, würde man zum Ausgleich an Tagen mit guter Rhythmuslage besonders forsch fahren.

Unfallverhütung durch Biorhythmik muß sich nicht auf den Straßenverkehr beschränken. Entsprechende Programme könnten zum Beispiel auch für Arbeitsplätze mit höherem Unfallrisiko entwikkelt werden. Der dafür notwendige geringe Kostenaufwand zahlte sich bestimmt bald aus – für Arbeitgeber und Arbeitnehmer, nicht zuletzt aber auch für die Gemeinschaft insgesamt, der die Kosten des Unfalls aufgeladen werden. Dazu gibt es in Japan ebenfalls schon Beispiele.

Beispiel 3
Die Tokioer Asahi Mutual Life Insurance Company, die unter anderem auch gegen Arbeitsunfälle versichert, entwickelte auf der Grundlage der Forschungsarbeiten von Professor Tatai für die bei ihr versicherten Unternehmen Unfallverhütungsprogramme auf der Grundlage der individuellen Biorhythmen. Auch hier hat sich der Aufwand schon gelohnt. Die Krankenhauskosten, die von der Versicherung gezahlt werden müssen, gingen seit der Einführung solcher Kampagnen gegen Unfälle am Arbeitsplatz schon deutlich zurück.

Darüber hinaus nutzt die Asahi-Versicherung die Biorhythmik aber noch auf andere Weise. Seit 1966 schult sie ihre Mitarbeiter systematisch, damit sie ihre eigenen Biorhythmen und (nach Möglichkeit) auch die ihrer Kunden gezielt für bessere Verkaufsergebnisse einsetzen. Der wachsende geschäftliche Erfolg des Unternehmens gibt diesem Schritt recht, die Außendienstmitarbeiter sind davon begeistert.
Unsere individuelle Biorhythmuslage bestimmt unsere Leistungsfähigkeit maßgeblich mit; das gilt nicht nur für den Außendienst, sondern für jeden Arbeitsplatz einschließlich Schule oder Universität. Was liegt näher, als die Erkenntnisse der Chronobiologie auch in diesen Bereichen praktisch zu nutzen. Die Folgen wären qualitativ und quantitativ bessere Leistungen, weniger Streß und humanere Arbeitsbedingungen.

Wie stark die Rhythmuslage oder ein kritischer Tag das Leistungsvermögen beeinflussen kann, mögen die folgenden beiden Beispiele veranschaulichen.

Beispiel 4
Die Auswertung von Klassenarbeiten zeigt immer wieder einen eindeutigen Zusammenhang zwischen Biorhythmuslage der Schüler und der Benotung. Erinnern wir uns, der Nachweis eines solchen Zusammenhangs stand sogar am Anfang der Entdeckung des 33-Tage-Intelligenzrhythmus durch Professor Teltscher. Die verschiedenen Untersuchungen, die seither – zum Teil mit Hilfe von Computern – durchgeführt wurden, sprechen alle dafür, daß die Ergebnisse am besten ausfallen, wenn die Schüler sich in keinem der drei Grundrhythmen in einem kritischen Tag befinden und zumindest der Intelligenzrhythmus – besser zwei oder alle drei Rhythmen – sich in einer Aktivitätsphase befindet.

Die Beweise für den Einfluß der Grundrhythmen auf das Ergebnis von Klassenarbeiten und ähnlichen Prüfungen sind heute bereits so überzeugend, daß es daraus eigentlich nur eine Konsequenz geben dürfte: Alle schulischen Prüfungen werden den Rhythmuslagen der Schüler angepaßt. Nur dann läßt sich Chancengleichheit für alle und Notengerechtigkeit verwirklichen. Natürlich erfordert das einen etwas höheren Arbeitsaufwand, da es kaum möglich sein wird, Prüfungsarbeiten für eine ganze Klasse rhythmusgerecht am gleichen Tag anzusetzen. Vielmehr müßten die Klassen entsprechend den Biorhythmen und kritischen Tagen in kleine Gruppen mit ähnlicher (positiver) Rhythmuslage aufgeteilt werden, so daß für alle die gleichen günstigen Voraussetzungen gegeben sind.

Wenn man bedenkt, wie viele Reformen die Schule in den letzten zwei Jahrzehnten erlebte, deren Wert oft heftig umstritten ist, und die zum Teil heute schon wieder zurückgenommen werden, dann erscheint der Aufwand an Zeit und Kosten für die Beachtung der Biorhythmik relativ bescheiden, der praktische Nutzen für die Schüler dagegen enorm. Nicht nur mehr Chancengleichheit für alle wäre die Folge, es käme auch zu einer Verminderung des Schulstresses, der heute manchen Schüler in den Selbstmordversuch treibt, und zu einer Humanisierung des Unterrichts. Die Initiative dazu wird aber wohl von den Eltern ausgehen müssen. Die professionellen Bildungsreformer haben neben ihren Schulexperimenten offensichtlich keine Zeit für eine so vergleichsweise bescheidene Reform.

Beispiel 5

Die Durchfallquote bei der Führerscheinprüfung liegt relativ hoch. Dazu trägt die Prüfungsangst sicher viel bei – aber sie ist es nicht allein. Der Inhaber einer Stuttgarter Fahrschule wollte es genau wissen und untersuchte den Zusammenhang zwischen Prüfungsversagen und Biorhythmen. Die Analyse ergab, daß sich fast 90 Prozent der Prüfungsversager am Tag der Fahrprüfung mit einem oder mehreren Grundrhythmen in einer Regenerationsphase oder in einem/mehreren kritischen Tag/en befanden. Sie bestanden alle die Fahrprüfung problemlos, als diese an einem Tag mit günstiger Rhythmuslage wiederholt wurde.

Im Gegensatz zur schulischen Prüfung kann man den Tag der Führerscheinprüfung weitgehend selbst bestimmen. Es lohnt sich, dabei auch an den Biorhythmus zu denken. Selbst bei bester Vorbereitung in Theorie und Praxis können die Biorhythmen das Versagen in der Fahrprüfung vorprogrammieren. Zwar ist ihr Einfluß individuell verschieden; und es ist ohne weiteres möglich, auch an einem kritischen Tag eine Prüfung zu bestehen. Das Risiko, dabei zu versagen, liegt aber höher. Am besten wählt man deshalb von vornherein einen günstigen Rhythmustag, dann geht alles mit größerer Wahrscheinlichkeit im ersten Anlauf gut.

Neben den drei Grundrhythmen darf man bei der Lern- und Leistungsfähigkeit nicht den Einfluß der im ersten Teil beschriebenen cirkadianen Schwingung vergessen, die im Tagesverlauf zu deutlichen Schwankungen führt. Darauf gehen wir später noch ausführlich ein.

Biorhythmen werden bei uns noch viel zu selten beachtet. Es gibt allerdings erste Ansätze zur praktischen Nutzung, zum Beispiel im Sport. Manche Trainer berücksichtigen schon die jeweilige Rhythmuslage der Sportler, um ihnen an günstigen Tagen mehr abzuverlangen und zu wichtigen Erfolgserlebnissen zu verhelfen, an kritischen Tagen dagegen durch leichtes Training Überforderungen, Sportunfälle und Versagenserlebnisse zu ersparen. Besonders gewiefte Trainer ermitteln vor Wettkämpfen nicht nur die Biorhythmuslage ihrer Schützlinge, sondern auch die der Gegner, um deren mögliche Schwächen dann zum eigenen Vorteil einzusetzen. Besonders beim Mannschaftssport wird davon bei einigen Vereinen (besonders Fußballclubs) schon Gebrauch gemacht.

Wenn Sportler mit gutem Erfolg ihren Biorhythmen folgen, manche Chirurgen an ungünstigen Rhythmustagen keine Operationen durchführen, um ihre Patienten nicht unnötig zu gefährden, und große Firmen die Chronobiologie zur Leistungssteigerung ihrer Mitarbeiter und zur Unfallverhütung einsetzen – um nur einige Beispiel zu nennen –, dann sollten wir alle in unserem eigenen Lebensbereich auch versuchen, so weit wie möglich im Einklang mit den inneren Uhren zu leben. Mehr Aufmerksamkeit und Vorsicht, Vernunft und Vermeiden aller ungewohnten körperlichen, geistigen und seelischen Anstrengungen an kritischen Tagen, diese einfache Forderung können wir wohl alle weitgehend in unserem Alltag erfüllen. Wenn man darüber hinaus noch versucht, alle wichtigen Aufgaben, Entscheidungen und Anstrengungen auf Tage in der Plusphase eines oder mehrerer Grundrhythmen zu verlegen, wird sich das allmählich noch deutlicher auszahlen. Mehr Erfolg, weniger Streß, bessere Gesundheit und positivere Lebensgestaltung sind die wichtigsten Auswirkungen eines solchen Lebens mit den inneren Uhren.

Wahrscheinlich wird eines Tages die große Chance, die in der Chronobiologie steckt, allgemein anerkannt und genutzt werden. Vielleicht wird die Einführung in die Biorhythmik, vor allem in die Berechnung der eigenen Rhythmen, einmal zum Lehrplan der Schulen gehören (was ideal wäre). Solange die Biorhythmik aber noch durch Vorurteile gehemmt wird, bleibt uns nur die Selbsthilfe, zu der dieses Buch anleitet.

Rhythmusgerecht schlafen

Zu den großen »Zivilisationsseuchen« des heutigen Menschen gehören zweifellos die Schlafstörungen. Allein in der Bundesrepublik leiden rund 20 Millionen Menschen unter Einschlaf-, Dauerschlaf- und Aufwachstörungen; in den anderen Industrienationen sieht es nicht besser aus.

Das wirft zwei Probleme auf, die angesichts der steigenden Zahl der Betroffenen immer drängender werden:

- Chronische oder häufig wiederkehrende Schlafstörungen führen allmählich zu körperlichen und/oder seelischen Folgekrankheiten. Die Leistungsminderung erscheint noch als das geringste Übel, wenn man bedenkt, daß durch Schlafstörungen Herz-, Kreislauf- und Magenerkrankungen (bis hin zum Magengeschwür), ja sogar Geisteskrankheiten (vor allem bei Traumschlafmangel) hervorgerufen werden können. Davon abgesehen sind Menschen, die dauern zu wenig schlafen, im Umgang mit anderen meist schwierig. Ihre Gereiztheit, Aggressivität, Launenhaftigkeit und Ungerechtigkeit belastet das soziale Miteinander ungemein, bedeutet psychosozialen Streß für sie selbst und für ihre Mitmenschen. Das allein wäre Grund genug, nach neuen, wirksameren Hilfen bei Schlafstörungen zu suchen, wie sie zum Teil von der Chronobiologie angeboten werden.
- Die meisten Menschen, die unter häufigen Schlafstörungen leiden, greifen irgendwann zur Schlaftablette, weil sie diesen Zustand nicht mehr aushalten. Und da chemische Schlafmittel zum Teil rezeptfrei erhältlich sind, aber nur das Symptom zudecken, ohne die Ursachen der Schlafstörung zu beseitigen, beginnt damit nicht selten der Weg in die Arzneimittelabhängigkeit. Sie wird in den meisten Industrienationen allmählich ebenfalls zu einem Problem ersten Ranges. (Um keine Mißverständnisse aufkommen zu lassen: Natürlich führen auch die

vom Arzt verordneten chemischen Schlafmittel unter Umständen zur Abhängigkeit; der Fachmann kennt aber diese Gefahr und kann ihr rechtzeitig begegnen, wenn der Patient es dann nicht vorzieht, den Arzt zu wechseln oder sich selbst mit rezeptfreien Schlaftabletten zu versorgen.) Es hilft also wenig, Schlafstörungen über längere Zeit nur mit Tabletten zu behandeln, die künstlichen, wenig erholsamen Schlaf erzwingen, unter Umständen sogar den wichtigen Traumschlaf behindern. Die Ursachen müssen erkannt und ausgeheilt werden, nur dann lassen sich Schlafstörungen dauerhaft beseitigen.

Zwei große Problemkreise, die ständig an Bedeutung gewinnen. Zu ihrer Lösung kann die Biorhythmik beitragen. Wie man chronobiologische Erkenntnisse nutzt, um besser und erholsamer zu schlafen, wollen wir im nächsten Kapitel untersuchen.

Schlafen im Einklang mit der inneren Uhr

Es gibt viele Ursachen für Schlafstörungen. Schmerzen, Fieber, Durchblutungsstörungen (vor allem des Gehirns), Blutarmut, Stoffwechselkrankheiten, hormonelle Veränderungen oder Vergiftungen können zum Beispiel den Schlaf ganz erheblich behindern. Diese Schlafstörungen verschwinden wieder, wenn die verursachende Krankheit ausgeheilt ist. Die vorübergehende Einnahme von Schlafmitteln nach Verordnung des Therapeuten kann in solchen Fällen sinnvoll sein und führt nicht zur Abhängigkeit, wenn man sie nach Wegfall der Ursachen absetzt.

Die Chronobiologie kann wenig zur Beseitigung der Ursachen beitragen, sieht man von ihrer allgemeinen Bedeutung für Diagnostik und Therapie von Krankheiten einmal ab.

Schwieriger wird die Behandlung von Schlafstörungen, wenn sie sich aus seelisch-nervösen Ursachen im weitesten Sinn erklären. Der heutige Mensch ist unter dem Einfluß des tiefgreifenden sozialen Wandels der letzten 150 Jahre seelisch weniger widerstandsfähig geworden. Das beweist nicht zuletzt die steigende Zahl von Suchtkranken und Selbstmordversuchen in allen Industrienationen, darunter zunehmend Kinder und Jugendliche. Gleichzeitig nahm der seelisch-nervöse Streß zu. Im Gegensatz zum harten, einfachen Streß der »guten alten Zeit«, dem unsere Widerstandskräfte noch einigermaßen angemessen waren, ist der Streß der modernen Zeit zwar subtiler geworden, besteht dafür aber dauernd, so daß wir die einzelnen Streßreaktionen überhaupt nicht mehr vollständig

abbauen können, ehe schon der nächste Streßfaktor auf uns einwirkt.
Zu den Stressoren, die den Schlaf beeinträchtigen, gehören unter anderem Lärm, Hektik, Zeitmangel und falsche innere Lebenseinstellungen. Sie rufen scheinbare oder handfeste Probleme, Sorgen und Konflikte hervor, die uns bis in die Träume hinein verfolgen und im Lauf der Zeit zu einem erheblichen Schlafdefizit führen. Meist erzeugen sie das weit verbreitete, bunte Symptombild der Nervosität oder stärkere Angstzustände und Depressionen, die weltweit immer häufiger werden. Gerade bei Depressionen gehören Schlafstörungen zu den klassischen Begleiterscheinungen; bei der »verborgenen« Depressionen, die keine klare Symptomatik erzeugen, bilden sie manchmal den einzigen Hinweis auf eine solche depressive Verstimmung.
Bei Schlafstörungen, die sich aus diesen Ursachen erklären, kann die Beachtung der Biorhythmik im täglichen Leben einen Beitrag zur Therapie leisten, allein aber keine Heilung bringen. Sie eignet sich vor allem zum Abbau von Streß, der durch die Mißachtung der Leistungs- und Stimmungskurven entsteht. Außerdem sollte sich die Arzneimittelbehandlung der Biorhythmuslage anpassen; das gilt vor allem bei seelischen Streßfolgen. Schließlich hilft es dem Patienten auch, wenn er für die wiederkehrenden Verschlimmerungen seiner depressiven Zustände eine Erklärung in der Biorhythmik findet, weil er dann auch weiß, daß auf das Wellental unweigerlich eine gehobenere Stimmungslage folgen wird.
Eine Domäne der Biorhythmik sind aber jene Schlafstörungen, die vorwiegend oder ausschließlich aus der Mißachtung der inneren Uhren zu erklären sind. Das ist relativ oft der Fall, weil sich der Schlaf-Wach-Rhythmus der meisten Menschen hauptsächlich an den äußeren Bedürfnissen und Gewohnheiten orientiert, ohne auf den individuellen Gang der inneren Uhren gebührend Rücksicht zu nehmen.
Ein verbreiteter Fehler, der zu scheinbaren Schlafstörungen führt, ist der Versuch, regelmäßig ohne Rücksicht auf den individuellen Schlafbedarf eine bestimmte Zeit zu schlafen. Wir stellten im ersten Teil fest, daß mancher Erwachsene vielleicht neun Stunden Schlaf benötigt, während andere mit fünf oder sechs Stunden auskommen. Der Wert von acht Stunden, der immer wieder genannt wird, ist nichts weiter als eine mathematische Durchschnittsgröße, von der viele Menschen abweichen.
Diese Feststellung ist ungemein wichtig, denn viele Menschen reden schon von Schlafstörungen, wenn sie nicht regelmäßig acht Stunden schlafen. Sie bemühen sich, dieses vermeintliche Schlafsoll

unbedingt zu erfüllen, indem sie stur acht oder mehr Stunden im Bett bleiben. Natürlich muß das zu scheinbaren Schlafstörungen führen, wenn die innere Uhr anders geht; den sie weckt uns, sobald der individuelle Schlafbedarf befriedigt ist. Wer nur sechs oder sieben Stunden Schlaf benötigt, liegt dann eben ein bis zwei Stunden schlaflos im Bett.

Das allein wäre im Grunde nicht schlimm. Wir wissen aber alle, wie endlos sich zwei Stunden ohne Schlaf in der Dunkelheit und Stille des Schlafzimmers hinziehen können, vor allem dann, wenn man unbedingt wieder einschlafen möchte. Den Betroffenen erscheint es subjektiv am Morgen so, als hätten sie die halbe Nacht kein Auge zugetan. Erst wenn man sie eine oder mehrere Nächte im Schlaflabor beobachtet und dann anhand der Aufzeichnungen nachweist, wie lange sie tatsächlich geschlafen haben, kann man sie überzeugen und – vielleicht – auch zu einer Änderung ihres Schlafverhaltens motivieren.

Diese Änderung besteht in einer Verkürzung des Aufenthalts im Bett. Die Patienten müssen wieder lernen, erst dann zu Bett zu gehen, wenn sie sich subjektiv müde fühlen, und aufzustehen, sobald sie von allein erwachen – ganz unabhängig von den äußeren Zeitgebern. Einschränkend muß dabei aber berücksichtigt werden, welche äußeren Verpflichtungen bestehen, insbesondere wann die Betroffenen morgens zur Arbeit gehen müssen. Das freie Wochenende oder der Urlaub eignen sich deshalb am besten, um das individuelle Schlafbedürfnis frei von äußeren Zwängen genau zu ermitteln. Wenn sich dabei herausstellt, daß vielleicht sechs bis sieben Stunden Nachtschlaf dem inneren Schlaf-Wach-Rhythmus entsprechen, ergibt sich daraus die praktische Konsequenz, zukünftig entsprechend diesem persönlichen Schlafbedarf zu Bett zu gehen. Dabei wird man allerdings oft eine gewisse Anpassung des Schlaf-Wach-Rhythmus an den äußeren Zeittakt in Kauf nehmen müssen. Nach den Erfahrungen der Chronobiologie ist das bis zu einer bestimmten Toleranzgrenze auch möglich.

Beispiel

Der Betroffene muß morgens um 6.30 Uhr aufstehen, um rechtzeitig zur Arbeit zu kommen. Gewohnheitsmäßig ging er bisher regelmäßig um 22 Uhr zu Bett und lag meist ab 5 Uhr morgens wach.

Im Urlaub stellt er seinen Schlaf-Wach-Rhythmus wie oben beschrieben um. Er bleibt bis gegen 1 Uhr wach, schläft dann sofort ein und erwacht morgens gegen 8 Uhr. Nach beendetem Urlaub kann er diesen natürlichen Schlaf-Wach-Rhythmus nicht mehr beibehalten. Er weiß jetzt aber, daß er nach sieben Stunden Schlaf viel frischer und erholter als vorher nach über acht Stunden aufwacht. Deshalb verlegt er die Schlafenszeit auf 23.30 Uhr und steht wie gewohnt um 6.30 Uhr auf, ohne vorher aufzuwachen und sich lange Zeit schlaflos im Bett zu quälen. Die Verschiebung von etwa eineinhalb Stunden gegenüber dem natürlichen biologischen Rhythmus kann die innere Uhr noch problemlos verkraften, die Toleranzgrenze liegt bei etwa zwei Stunden. Auf diese Weise wird die Aufwachstörung einfach, ohne Arzneimittel und so natürlich wie möglich dauerhaft beseitigt.

Als positive »Nebenwirkung« spürt der Patient bald auch eine deutliche Aufhellung seiner Grundstimmung, und seine geistige Leistungsfähigkeit verbessert sich. Diese positive Folge der verkürzten Nachtruhe bei Depressionen wird häufig beobachtet und legt den (bisher nicht sicher nachzuweisenden) Schluß nahe, daß auch die depressiven Verstimmungen zum Teil mit Fehlsteuerungen innerer Uhren in Zusammenhang stehen.
Wenn der veränderte Schlaf-Wach-Rhythmus nicht zur Beseitigung der Schlafstörungen führt, empfiehlt es sich, die Ursachen durch fachmännische Untersuchung bald klären zu lassen, ehe eine organische Krankheit zu lange verschleppt wird.
Mißachtung der Biorhythmik kann nicht nur zu den geschilderten Pseudo-Schlafstörungen führen, die sich in Wirklichkeit als einen geringeren natürlichen Schlafbedarf erklären; unter Umständen kommen die inneren Uhren tatsächlich so aus dem Takt, daß man von echten Schlafstörungen sprechen muß. Besonders häufig betrifft das den Schlaftyp des Abendmenschen, also die »Eulen«. Morgenmenschen haben es in unserer Gesellschaft viel einfacher. Ihre inneren Uhren gehen weitgehend synchron mit der normalen sozialen Zeit. Sie erwachen morgens meist zum richtigen Zeitpunkt, um pünktlich zur Arbeit oder Schule zu kommen, erreichen rasch ihre höchste Aktivität und lassen erst gegen Feierabend deutlich nach – ideale, den üblichen Arbeitszeiten optimal angepaßte Menschen also. Zwar können sie ihre Freizeit abends nicht mehr so richtig genießen, weil sie zu schnell nachlassen; in unserer leistungsorientierten Gesellschaft schlägt das aber weniger zu Buche.
Der Abendmensch dagegen lebt in vielerlei Hinsicht entgegen der sozialen Zeit. Er wird erst nach Feierabend so richtig munter, den Tag über – vor allem morgens – arbeitet er nur mit halber Kraft. Dafür könnte er dann seine Freizeit genießen, aber das nützt ihm wenig. Am nächsten Morgen muß er ja doch zur gleichen Zeit wie

eine »Lerche« zur Arbeit erscheinen, also auch entsprechend früh zu Bett gehen.
Sicher gibt es nahezu ideale Berufe für »Eulen« – Nachtwächter, Spätschichtarbeiter, Barkeeper, Discjockey, Redakteur oder Drukker in einem Zeitungsverlag zum Beispiel. Nur können eben nicht alle Abendmenschen einen solchen rhythmusgerechteren Beruf ergreifen. Die begrenzte Zahl von Stellen steht dem ebenso entgegen wie persönliche Talente und Neigungen.
Eine gewisse Erleichterung bringt die gleitende Arbeitszeit, die heute in zunehmendem Maße in Behörden und Betrieben eingeführt wird. Ideale Arbeitsbedingungen für Abendmenschen schafft sie aber immer noch nicht, denn normalerweise müssen bis spätestens 9 Uhr alle Arbeitnehmer anwesend sein, um einen reibungslosen Ablauf der innerbetrieblichen Arbeitsabläufe sicherzustellen. In vielen Betrieben wird die Gleitzeitarbeit aus organisatorischen Gründen wohl überhaupt nie möglich sein.
Aus dem Zwang unabänderlicher äußerer Umstände, denen er sich anpassen muß, resultieren beim Abendmenschen vor allem Einschlafstörungen. Er muß normalerweise zu einer Zeit ins Bett, in der er sich noch in Tagesbestform befindet. Das führt dazu, daß er bis lange nach Mitternacht noch nicht oder nur oberflächlich schläft. Am Morgen dagegen, wenn er die tiefsten Tiefschlafphasen erreicht, reißt ihn der Wecker unbarmherzig aus den Federn. Es nützt ihm wenig, daß er insgesamt vielleicht sieben bis acht Stunden geschlafen hat; denn es kommt nicht nur auf die Zeit, sondern vor allem auf die Qualität dieses Schlafes an. Gegen die Morgenmüdigkeit trinkt die »Eule« oft viel Kaffee, der den Körper aufputscht und gegen die innere Uhr auf Hochtouren bringt. Als Folgen treten häufig schon bald organische, seelische und psychosomatische Krankheiten auf. Sie können bis zur Arbeitsunfähigkeit führen, die vorübergehend eine Entlastung bringt; denn während seiner Krankheit kann der Betroffene natürlich rhythmusgerecht schlafen. Danach geht es wieder eine Weile gut, bis die innere Uhr mit der nächsten Erkrankung erneut ihr Recht fordert.
Es ist schwierig, aus diesem Dilemma des Abendmenschen einen Ausweg aufzuzeigen. Ideale Lösung wäre der Wechsel des Arbeitsplatzes, um woanders optimale Bedingungen zu finden. Aber daran ist heute angesichts der Wirtschaftsflaute weniger als je zuvor zu denken. Also bleibt nur die Möglichkeit, die Flexibilität der inneren Uhren zu nutzen. Normalerweise verkraften sie einen Tagesablauf, der bis zu zwei Stunden vor- oder nachgeht, relativ problemlos, wenn man ihnen genügend Zeit zur Anpassung läßt. Besonders bewährt zur Einübung der durch äußere Zwänge not-

wendigen, vom biologischen Rhythmus abweichenden Schlaf-Wach-Zeiten hat sich das Autogene Training. Mit seiner Hilfe kann man die Einschlafstörungen ebenso wie die Morgenmüdigkeit mildern. Jede »Eule«, die unter den äußeren Ansprüchen des Alltags zu leiden hat, sollte deshalb Autogenes Training in einem Gruppen- oder Einzelkurs, bei Bedarf auch nach einem guten Buch erlernen. Interessierte verweisen wir in diesem Zusammenhang auf die Bände in unserer Reihe: ht 336, »Autogenes Training – Schritt für Schritt«, ht 430, »Entspannungs-Training« und ht 466, »Selbsthilfe durch Autogenes Training«. Humboldt-Taschenbuchverlag, München. In schwierigeren Fällen kann auch einmal Hypnosetherapie angezeigt sein, die ähnlich, aber nachhaltiger als die Selbstbeeinflussung durch Autogenes Training die Zeiger der inneren Uhr den äußeren Taktgebern anpassen kann.

Wie weit das gelingt, richtet sich natürlich auch danach, wie stark der Einfluß der inneren Uhren im Einzelfall ist. Zum Glück gibt es nur wenige Menschen, die zu den ausgesprochenen Abendmenschen zu zählen sind, und bei denen deshalb kaum Hilfe möglich ist. Die meisten Abendmenschen stehen irgendwo zwischen dem mathematischen Durchschnitt und dem Abendextrem. Davon hängt es ab, wie weit die Anpassung gelingt. Grundsätzlich empfiehlt es sich immer, einen Fachmann zu konsultieren, der die Umstellung der inneren Uhren und deren Folgen medikamentös erleichtern kann. Schlafmittel gegen die Einschlafstörungen und »Muntermacher« am Morgen helfen auf längere Sicht aber überhaupt nichts, sondern bringen den ohnehin gestörten Takt der inneren Uhren nur noch stärker durcheinander.

Morgenmenschen können die soziale Zeit normalerweise weitgehend mit ihrem individuellen Schlaf-Wach-Rhythmus in Einklang bringen. Dabei spielt es keine große Rolle, ob sie nun ausgesprochene »Lerchen« oder nur gemäßigte Morgenmenschen sind. Dafür erleben sie aber (ähnlich wie der Abendmensch) zwischen 13 und 14 Uhr ein ausgeprägtes Leistungstief, dem gegen 17 Uhr, wenn die »Eulen« schon in guter Form sind, ein noch deutlicheres Tief folgt. Viele Menschen überwinden das Mittagstief durch ein scheinbar harmloses Anregungsmittel – die Tasse Kaffee nach dem Essen oder bis gegen 14 Uhr. Und wenn der Morgenmensch gegen 17 Uhr das nächste Tief erlebt, greift er häufig wieder zu einem anregenden Getränk, damit er noch etwas vom Feierabend hat.

Auf diese Weise werden aber oft Schlafstörungen geradezu vorprogrammiert, weil die künstliche Überbrückung der Müdigkeit die innere Uhr stört. Bei einer »Eule« ist das nicht so schlimm, denn ihre Aktivität beginnt ja erst richtig nach der Mittagspause und setzt sich bis gegen Mitternacht fort. Für die »Lerchen« aber, die nach 20 Uhr rasch müde werden und gegen 22 Uhr »bettreif« sind, kann das erhebliche Einschlafstörungen nach sich ziehen. Deshalb sollten gerade die Morgenmenschen (den Abendmenschen kann man es aber auch empfehlen) die beiden Tiefpunkte am Mittag und Nachmittag nicht durch Kaffee oder ähnliche Anregungsmittel überspielen. Viel besser eignet sich dazu wieder das Autogene Training. Der Geübte kann überall für zehn Minuten vollkommen abschalten, vielleicht auch einen kurzen Schlaf einlegen, und wird sich danach wieder fit fühlen, ohne dadurch die biologische Uhr gestört zu haben.

Gewohnheitsmäßiger zu langer Mittagsschlaf gilt allerdings auch wieder als Ursache von Schlafstörungen. Er »raubt« uns einen Teil des Nachtschlafs, ohne dessen Qualität zu erreichen. Anders ausgedrückt: Die Zeit, die wir mittags verschlafen, liegen wir in der Nacht darauf wach im Bett. Entweder schlafen wir schon schlecht ein, können nicht richtig durchschlafen oder erwachen am Morgen viel zu früh. Das Tief am Mittag signalisiert nämlich normalerweise kein Schlafbedürfnis, sondern nur eine Phase verminderter Leistungsfähigkeit, in der wir uns erholen und auf die zweite Hälfte des Tages vorbereiten sollen. Abnorme Schläfrigkeit nach dem Essen, die zum Schlafen förmlich zwingt, kann durch zu schwere, überreichliche Mahlzeiten entstehen oder auf eine behandlungsbedürftige Stoffwechselkrankheit hindeuten.

Abgesehen davon lehrt die Erfahrung, daß wir uns nach 5 oder 10 Minuten tiefer Entspannung im Autogenen Training oder nach einem Kurzschlaf von nicht mehr als 15 bis 20 Minuten Dauer (der den Nachtschlaf nicht nennenswert verkürzt) am Mittag viel frischer und erholter als nach ein oder zwei Stunden Mittagsschlaf fühlen, weil dieser Schlaf eben dem cirkadianen Rhythmus widerspricht. Nur bei alten Menschen und jenen, die aus irgendwelchen Gründen in der Nacht zu wenig Schlaf bekamen, kann auch ein ausgedehnter Mittagsschlaf angebracht sein.

Eine letzte Ursache für nächtliche Schlafstörungen kann sich aus der Mißachtung der absoluten körperlichen Tiefpunkte in der Nacht ergeben. Bei den meisten Menschen stellt sich der erste gegen 22 Uhr, der andere zwischen 2 und 4 Uhr morgens ein. Manchmal gibt es aber auch nur einen Tiefpunkt mitten in der Nacht, das ist individuell verschieden. Der biologische Rhythmus, der für diese beiden Tiefpunkte zuständig ist, scheint nach heutigem Wissen nicht unmittelbar mit dem Schlaf in Zusammenhang zu stehen. Zumindest steht er an Bedeutung hinter der inneren Uhr zurück, die uns zu Morgen- oder Abendmenschen macht. Unter

Umständen führt die Mißachtung des ersten Tiefpunktes aber dazu, daß man schwerer einschläft und erst dann, wenn der zweite Tiefpunkt naht, in tiefen Schlaf sinkt. Das gilt wahrscheinlich vor allem für jene Menschen, bei denen keine eindeutige Neigung zum Morgen- oder Abendmenschen besteht. Wer nur einen Tiefpunkt in der Nacht erlebt, schläft unter Umständen schwer ein, wenn er lange vorher schon zu Bett geht, und erreicht den tiefen Schlaf erst, sobald er bei diesem Tiefpunkt angelangt ist. Hier gilt es, durch Selbstbeobachtung über längere Zeit zu ermitteln, ob man einen oder zwei Tiefpunkte erlebt und wie stark diese den Schlaf beeinflussen. Wird ein deutlicherer Einfluß spürbar, sollte man auch diesen Biorhythmus beim Schlafen so weit wie möglich berücksichtigen.

Zusammenfassend kann man festhalten, daß die meisten Schlafstörungen, bei denen ein Zusammenhang zur Biorhythmik besteht, sich aus der Mißachtung des individuellen Schlaftyps (»Eule« oder »Lerche«) erklären lassen. Dabei spielt es keine Rolle, ob diese Mißachtung die Folge biorhythmuswidriger Arbeitszeiten oder falscher Freizeitgestaltung mit zu lange ausgedehnten nächtlichen Vergnügungen ist.

Die meisten Menschen können ziemlich genau angeben, ob sie eher Morgen- oder Abendmenschen sind. Der Fachmann erkennt das auch objektiv gleich nach dem Erwachen am Verhältnis der Zahl der Pulsschläge zur Zahl der Atemzüge. Im Schlaf beträgt diese Relation vier Herzschläge auf einen Atemzug. Nach dem Aufwachen ändert sich das Verhältnis in typischer Weise wie folgt:

- Beim Morgenmenschen wird der Herzschlag beschleunigt, so daß mehr als vier Herzschläge auf einen Atemzug kommen.
- Beim Abendmenschen verhält es sich genau umgekehrt; auf einen Atemzug kommen bei ihm weniger als vier Herzschläge.

Diese Messung kann man zu Hause auch selbst durchführen. Wer das nicht möchte oder besonders sichergehen will, kann auch aus den Antworten auf die folgenden vier Fragen ziemlich sicher erkennen, ob er eher zu den »Eulen« oder »Lerchen« gehört.

Ein Unsicherheitsfaktor bleibt bei diesem Test allerdings bestehen. Er fragt nach Verhaltensweisen und Gewohnheiten, die nicht allein von Biorhythmen bestimmt werden, sondern sich im Laufe des Lebens auch den Erfordernissen der Umwelt anpaßten. Nur wer das Glück hat, im Einklang mit seiner inneren Uhr zu leben, wird ein absolut zuverlässiges Ergebnis erhalten. Alle anderen sollten bei der Beurteilung des Testergebnisses berücksichtigen, daß sich viele der Gewohnheiten und Verhaltensmuster, nach denen hier gefragt wird, unter dem Zwang äußerer Umstände so verändert haben können, daß der Test den tatsächlichen Biorhythmus nur noch bedingt erfaßt. Das gilt besonders dann, wenn zwischen Testergebnis und wahrscheinlichem innerem Rhythmus ein Widerspruch auftaucht.

1. Wachen Sie morgens von allein auf oder benötigen Sie einen Wecker?	Ja, wache von allein auf. Nein, benötige einen Wecker.
2. Haben Sie morgens viel Appetit?	Ja/Nein
3. Trinken Sie morgens lieber Kaffee oder ziehen Sie Tee oder ein anderes Getränk vor?	Ja, trinke Kaffee. Nein, ziehe Tee oder ein anderes Getränk vor.
4. Wenn Sie nachts gegen 3 Uhr einen Bekannten am Bahnhof abholen sollen, wie verhalten Sie sich? Schlafen Sie vorher oder bleiben Sie bis dahin wach?	Ja, schlafe vorher noch. Nein, bleibe bis dahin wach.

Dieser standardisierte, das heißt durch eine ausreichend große Zahl von Befragten, deren Schlaftyp sicher bekannt war, statistisch abgesicherte Test wird wie folgt bewertet:

- **Ja** bei den Fragen 1, 2 und 4 und Tee oder etwas anderes bei Frage 3 deutet auf einen Morgenmenschen hin. »Lerchen« wachen erfahrungsgemäß meist von selbst auf, frühstücken reichlich und bevorzugen Tee oder ein anderes Getränk, da Kaffee ihre bereits auf Hochtouren laufenden Körperfunktionen zu stark anregen würde. Und für einen ausgesprochenen Morgenmenschen gibt es keinen vernünftigen Grund, auf den Schlaf zu verzichten, weil er am frühen Morgen jemanden vom Bahnhof abholen muß.
- **Nein** bei den Fragen 1, 2 und 4 und Kaffee bei Frage 3 deutet auf einen Abendmenschen hin. Er wird morgens selten ohne Wecker wach und steht meist auch nicht sofort auf, sondern genießt noch einige Zeit den Halbschlaf im warmen Bett. Außerdem bringt er morgens kaum einen Bissen hinunter (obwohl das gesünder wäre) und braucht Kaffee, um wenigstens einigermaßen auf Touren zu kommen. Natürlich bleibt er auch

lieber bis um 3 Uhr morgens wach, um seinen Bekannten abzuholen, denn für ihn, dessen Schlafenszeit ohnehin erst nach Mitternacht beginnt, lohnte es sich kaum, vorher noch zu Bett zu gehen.

Das Ergebnis wird nicht immer so eindeutig ausfallen, daß alle vier Antworten klar auf einen Abend- oder Morgenmenschen hinweisen. Aber auch aus drei eindeutigen Antworten kann man noch zuverlässig auf einen gemäßigten Morgen- oder Abendmenschen schließen. Wenn dagegen je zwei Antworten auf je einen der beiden Schlaftypen hinweisen, kann der Betreffende wahrscheinlich überhaupt nicht eindeutig einem der beiden Typen zugeordnet werden. Dann empfiehlt es sich, die Relation von Puls- und Atemfrequenz gleich nach dem Erwachen festzustellen, um daraus wenigstens zu erkennen, zu welchem der beiden Typen man eher neigt.
Biorhythmen können unseren Schlaf fördern, wenn wir unsere Lebensgewohnheiten so weit wie möglich anpassen, oder zu ausgeprägten Schlafstörungen führen, wenn wir sie laufend mißachten. Das gilt grundsätzlich für jeden Menschen. Besonders problematisch wird es aber bei häufigen oder dauernden schwerwiegenderen Verstößen gegen den Gang der inneren Uhren, wie sie bei der Nacht- und Schichtarbeit unvermeidlich sind.

Gefahren der Nacht- und Schichtarbeit

In manchen Bereichen der Industrie und Wirtschaft ist Nacht- oder Schichtarbeit unverzichtbar, daran gibt es keine Zweifel. Manche Maschinen müssen nicht nur aus Kostengründen länger als acht Stunden in Betrieb bleiben, sie lassen sich überhaupt nicht so einfach an- und abschalten. Auf Energieversorgung können (und wollen) wir ebensowenig nachts vollständig verzichten wie auf die öffentlichen Verkehrsmittel. Ohne Nachtarbeit müßten wir länger auf die Post warten und könnten bei akuten Krankheiten auch nicht mit sofortiger medizinischer Versorgung rechnen.
»Naiv« betrachtet, arbeitet der Nachtarbeiter nicht mehr als sein Kollege am Tag. Eher werden in der Nacht weniger Anforderungen an den Arbeitnehmer gestellt, wenn sich seine Tätigkeit vorwiegend auf Kontroll- und Überwachungsfunktionen beschränkt. Trotzdem leiden Schicht- und Nachtarbeiter viel häufiger unter Beschwerden, wie sie normalerweise als Folgen von übermäßigem Streß auftreten. Im Vordergrund stehen chronische Abgespanntheit und Müdigkeit bis hin zur nervösen Erschöpfung, depressive Verstimmungen, Gereiztheit, Kopfschmerzen, Appetitmangel,

Verdauungsstörungen und Herz-Kreislauf-Beschwerden. Die Ausfallzeiten durch Krankheit liegen bei Nacht- und Schichtarbeitern deutlich höher.
Nach allem, was wir bisher über die inneren Uhren wissen, können wir uns diese Beschwerden erklären. Der Nacht- oder Schichtarbeiter verstößt häufig oder andauernd gegen seine inneren Uhren. Auf einen einfachen Nenner gebracht: Er arbeitet, wenn sein cirkadianer Rhythmus seinen Organismus auf Ruhe und Energiespeicherung geschaltet hat, und soll den versäumten Nachtschlaf nachholen, wenn seine biologische Zeit auf Leistungsentfaltung eingestellt ist. Das kann natürlich nicht ohne negative Folgen bleiben.
Drei Faktoren tragen vor allem dazu bei, daß Nacht- und Schichtarbeit zu einem hohen Gesundheitsrisiko wird: Störung des natürlichen Schlaf-Wach-Rhythmus, verminderte Anpassungs- und Widerstandsfähigkeit gegen Streß und Desynchronisierung innerer Uhren durch häufigen Wechsel zwischen den Arbeitszeiten.
Dauernde Nachtarbeit bedeutet eine ständige Mißachtung des biologischen Schlaf-Wach-Rhythmus; das gilt für beide Schlaftypen, denn spätestens ab 1 Uhr nachts braucht auch die »Eule« ihren Schlaf. Die innere Uhr, die für den Schlaf-Wach-Rhythmus zuständig ist, stellt sich auch nach jahre- bis jahrzehntelanger Nachtarbeit nicht vollständig um, sondern schaltet den Organismus nachts nach dem uralten biologischen Programm der Natur auf Sparflamme.
Der Ferntourist, der in eine andere Zeitzone gelangt, hat es einfacher. Er lebt zwar anfangs im Widerspruch zu seinen inneren Uhren, die noch nach der Heimatzeit gehen, aber bereits im Einklang mit der äußeren Zeit des neuen Aufenthaltsortes. Deshalb passen sich seine inneren Uhren nach einigen Tagen an. Der Nachtarbeiter dagegen lebt entgegen seinen inneren Uhren und gegen die äußere Zeit. Damit fällt ein wichtiger Faktor für die Anpassung – die Umwelt – bei ihm weg. Nur die Gewohnheit macht es im Lauf der Zeit leichter, dieses rhythmische Leistungstief zu überwinden. Oft wird dazu Kaffee oder ein ähnliches Anregungsmittel (vielleicht sogar ein aufputschendes Arzneimittel) eingenommen. Das stört den biologischen Rhythmus zusätzlich.
Am Tag, wenn die Leistungskurve bei beiden Schlaftypen ansteigt, muß der Schlaf nachgeholt werden. Auch hier hilft die Gewohnheit; aber sie kann nicht verhindern, daß dieser rhythmuswidrige Schlaf nicht die Erholungsqualität des normalen Nachtschlafs erhält. Gegen Tageslicht, bis zu einem gewissen Grad auch gegen die Geräusche der aktiven Umwelt, kann sich der Nachtarbeiter abschirmen, gegen den Einfluß seiner inneren Uhren gibt es eine solche Abschirmung nicht. Abendmenschen haben es etwas leich-

ter, weil sie nach ihrer inneren Uhr am Morgen ohnehin etwas länger und tiefer schlafen. Wenn sie gleich nach Schichtende zu Bett gehen, können sie vielleicht noch zwei bis drei Stunden tiefer schlafen. Der Morgenmensch dagegen beginnt die Nachtschicht oft gerade dann, wenn er nach der inneren Uhr gegen 22 Uhr seinen Tiefpunkt erreicht. Und er findet morgens nur schwer in den Schlaf, weil dies die Zeit seiner höchsten Aktivität ist.

Bei Früh- und Spätschichten gelingt es schon eher, die äußeren Ansprüche mit der inneren Uhr einigermaßen in Einklang zu bringen. Für Abendmenschen ist eine Spätschicht bis gegen 23/24 Uhr leichter zu verkraften, während Morgenmenschen am besten für die Frühschicht (etwa ab 4–6 Uhr) eingesetzt werden können. Auf den individuellen Schlaftyp wird bei der Einteilung der Schichten allerdings kaum Rücksicht genommen, so daß Morgenmenschen Spätschichten und Abendmenschen Frühschichten zugeteilt werden. Die Folgen sind dann ähnlich wie bei der Nachtarbeit, wenn auch nicht ganz so gravierend. Auf dieses Problem kommen wir zum Schluß nochmals zu sprechen.

Unsere Arbeitswelt ist heute streßreicher denn je zuvor geworden, das gilt für Tag-, Nacht- und Schichtarbeit. Das allein will aber noch nicht viel besagen, denn Streß gehört zum Leben. Es kommt in erster Linie darauf an, wie wir ihn verarbeiten. Das hängt von verschiedenen Faktoren ab, nicht zuletzt auch davon, ob uns der Streß in einer Aktivitäts- oder Ruhephase trifft. Übertragen auf die Nachtarbeit bedeutet dieser Grundsatz, daß schon der normale Berufsstreß auf den Nachtarbeiter schädlicher wirkt, weil er mit einer biorhythmischen Ruhephase zusammenfällt. Körper, Geist und Seele können nicht angemessen darauf reagieren, denn sie arbeiten auf Sparflamme. Die Anpassungsfähigkeit und Widerstandsfähigkeit gegen Streß ist deshalb deutlich eingeschränkt. Daher kann der normale Streßpegel, den der am Tag Arbeitende problemlos verkraftet, für den Nachtarbeiter schon zur Überforderung werden. Das hat nervöse Erschöpfung und Streßkrankheiten bis hin zu Magengeschwüren, Bluthochdruck und Herzinfarkt zur Folge.

Differenzierter ist das Streßproblem bei der Schichtarbeit zu betrachten. Dem individuellen Schlaftyp angepaßte Schichtarbeit wird normalerweise zu keiner erhöhten Streßbelastung führen. Wenn die Schichten aber häufig oder regelmäßig der inneren Uhr entgegenlaufen, die den Schlaftyp bestimmt – zum Beispiel dauernde Frühschichten für einen Abendmenschen –, dann ähneln die Streßfolgen denen bei reiner Nachtarbeit.

Darüber hinaus darf man nicht vergessen, daß auch der bei ständiger Nachtarbeit oder rhythmuswidriger Schichtarbeit immer beeinträchtigte Nachtschlaf selbst zu einem zusätzlichen Streßfaktor wird und mit dazu beiträgt, die natürliche Widerstandsfähigkeit gegen normalen Streß herabzusetzen.
Innerhalb gewisser Grenzen können sich die inneren Uhren der äußeren Zeit anpassen. Wie lange sie dazu benötigen und wie weit die Anpassung gelingt, hängt vor allem davon ab, wie stark die soziale Zeit von der biologischen Zeit abweicht. Grundsätzlich gilt, daß die Anpassung desto schneller und vollständiger gelingt, je geringer die Abweichungen sind. Je weiter sich die äußere Zeit vom Gang der inneren Uhren entfernt hat, desto langsamer geht die Anpassung vor sich und desto unvollständiger wird sie auch nach Jahren bleiben.
Daraus ergibt sich für Nachtarbeiter – in eingeschränktem Umfang (je nach Schlaftyp) auch für Schichtarbeiter –, daß sie möglichst längere Zeit ununterbrochen in einer bestimmten Schicht arbeiten sollten. Dann können sich die inneren Uhren allmählich so weit wie möglich anpassen.
In den meisten Betrieben ist das aber nicht die Regel. Normalerweise wechselt die Schicht im wöchentlichen Turnus, zum Beispiel je eine Woche Frühschicht, Tagarbeit, Spätschicht und Nachtarbeit. Fünf Arbeitstage sind aber so gut wie immer zu wenig, um den Gang der inneren Uhren der äußeren Zeit anzupassen. Der wöchentliche Wechsel der Schichten wird zu einem zusätzlichen Streß, der die inneren Uhren vollends aus dem Gleichtakt bringt. Namhafte Arbeitsmediziner fordern deshalb immer drängender, den Schichtwechsel im Turnus von mindestens einem Monat – besser sechs bis acht Wochen – vorzunehmen, damit sich die biologischen Rhythmen so gut wie möglich anpassen und die negativen Auswirkungen der Schicht- und Nachtarbeit in Grenzen gehalten werden können.
Leider wird dieser Forderung der »Chrono-Hygiene« (diesen Begriff prägte Professor Dr. G. Hildebrandt, Marburg) bisher kaum Rechnung getragen, obwohl es Arbeitgebern wie Schichtarbeitern zugute käme. Das liegt nicht allein an den Vorurteilen, die der angewandten Chronobiologie im Weg stehen, und kann auch nicht allein aus dem mangelnden Bekanntheitsgrad der Biorhythmik erklärt werden. Vielmehr weigern sich auch (vor allem) die betroffenen Arbeitnehmer selbst in der Regel, einem solchen längeren Schichtturnus zuzustimmen. Der wöchentliche Schichtrhythmus bedeutet für sie schon genug Einschränkungen für das Privat- und Familienleben. Wenn der Schichtwechsel nun gar nur noch

einmal monatlich oder in noch längeren Zeitabständen vollzogen würde, käme das zu einer vollends unerträglichen Belastung des Privatlebens – und das bedeutete eine andere, aber nicht minder schädliche Art von Streß.

Aus diesem Grund wird sich auch eine andere Forderung der Chrono-Hygiene, die Professor Hildebrandt beim »5. Würzburger Gespräch« 1980 erhob, kaum verwirklichen lassen. Er schlug nämlich vor, daß sich die Art der Schicht (also Früh-, Spät-, Nachtschicht), die ein Arbeitnehmer leisten muß, zukünftig an seinem individuellen Schlaftyp orientieren sollte. »Lerchen« dürften dann keinesfalls zu Spät- oder Nachtschichten, sondern nur noch zu Frühschichten eingeteilt werden, »Eulen« ausschließlich zu Spät- und Nachtschichten. Das wäre eine biorhythmusgerechte Lösung, die dem Streß der Nacht- und Schichtarbeit entgegenwirkte. Aber daraus resultierte wieder eine starke Beeinträchtigung des Privatlebens der betroffenen Arbeitnehmer. Morgenmenschen mit dauernder Frühschicht hätten kaum noch Gelegenheit, das Familienleben und andere soziale Kontakte zu pflegen, weil sie abends frühzeitig zu Bett müßten, während die »normalen« Arbeitnehmer um diese Zeit ihren Feierabend erst richtig zu genießen beginnen. Und Abendmenschen mit dauernder Spät- oder Nachtschicht wären ebenfalls weitgehend vom normalen Familienleben abgeschnitten und von ihren am Tag arbeitenden Freunden und Bekannten isoliert, weil sie ihre Arbeit ständig am späten Nachmittag oder Abend antreten müßten.

Wahrscheinlich führt die zunehmende Automatisierung und Rationalisierung unserer Arbeitswelt zu einem Rückgang der Schicht- und Nachtarbeit. Es wäre aber utopisch, anzunehmen, daß sie jemals vollständig überflüssig würde. Auch vollautomatisierte Arbeitsabläufe müssen noch von einigen Menschen überwacht werden, im Dienstleistungsbereich ist eine Automatisierung nur sehr begrenzt möglich. Das Problem wird also fortbestehen und kann nicht wirklich befriedigend gelöst werden. Es wäre schon ein wenig gewonnen, wenn man den Arbeitnehmern im Rahmen des organisatorisch Möglichen die Entscheidung freistellte, ob sie die Schichten wöchentlich, monatlich oder in noch längerem Turnus wechseln wollen, oder ob sie überhaupt keinen Wechsel wünschen, sondern stets Früh- oder Spätschichten leisten möchten. Mancher wird sich dann aus individuell ganz unterschiedlichen Gründen vielleicht doch – trotz der weiter vorne beschriebenen Folgen für sein Privatleben – zu einer biorhythmusgerechteren Lösung entschließen.

Eine wichtige Hilfe steht aber heute schon allen Schicht- und Nachtarbeitern zur Verfügung: das weiter vorn schon einmal empfohlene Autogene Training. Es eignet sich wie keine andere Selbsthilfemethode dazu, die schädlichen Auswirkungen der biorhythmuswidrigen Arbeitszeit zu mildern und die Widerstandskräfte gegen Streß auch zu ungünstigen Zeiten zu erhöhen. Kurse zum Erlernen des Autogenen Trainings werden heute praktisch überall von Volkshochschulen durchgeführt. Wenn keine Möglichkeit zur Teilnahme besteht, kann man Autogenes Training sogar selbst nach der Anleitung eines guten Buches erlernen. Und für Arbeitnehmer, die bereits unter Gesundheitsstörungen als Folgen der unregelmäßigen Arbeitszeit leiden, gibt es die Möglichkeit, das Training nach ärztlicher Verordnung auf Kosten der Krankenkassen im Einzelunterricht beim Therapeuten zu erlernen.

Fernflugreisen – eine hohe Belastung

Noch vor wenig mehr als einem Jahrzehnt wäre dieses Kapitel über die Folgen von Fernflugreisen für die inneren Uhren nur von geringem praktischem Nutzen gewesen. Reisen in andere Zeitzonen blieben Politikern, Geschäftsleuten mit weltweiten Verbindungen und einigen wenigen anderen vorbehalten; der Normalverdiener kam im Urlaub kaum über Italien oder Spanien hinaus. Auch heute hat natürlich noch lange nicht jeder schon eine solche Reise hinter sich. Immerhin nahm der Fernflugtourismus inzwischen aber erheblich zu. Das wirft eine ganze Reihe von Gesundheitsproblemen auf. Uns interessieren hier nur die Auswirkungen von Fernflugreisen auf die inneren Uhren.

Die bei uns gültige soziale Zeit orientiert sich an dem englischen Ort Greenwich, der genau auf dem Längengrad Null liegt. Danach richtet sich die Mitteleuropäische Zeit (MEZ). Mit jedem Längengrad, den man sich von Greenwich entfernt, verändert sich die natürliche Zeit wegen des veränderten Sonnenstands um vier Minuten. Nach jeweils 15 Längengraden gelangt man also in eine neue, von unserer Zeit um eine volle Stunde abweichende Zeitzone.

Bei Fernflugreisen nach Amerika, Asien oder noch weiter durchquert man in relativ kurzer Zeit mehrere solcher Zeitzonen. Ein Beispiel soll die Folgen veranschaulichen.

- Wer mittags um 12 Uhr vom Flughafen Frankfurt zum Urlaub auf den Bahamas startet, kommt dort nach etwa sechs Stunden Flugzeit an – mittags um 12 Uhr Ortszeit; denn bei seinem Abflug in Frankfurt war es auf den Bahamas erst 6 Uhr morgens. Die dabei »geschenkten« sechs Stunden verliert er allerdings beim Rückflug wieder.

Unsere inneren Uhren, vom Stand der Sonne und der sozialen äußeren Zeit unabhängig, können sich diesem Zeitsprung so schnell nicht anpassen. Sie zeigen bei der Ankunft bereits auf 18 Uhr. Wer daheim gegen 22 Uhr so müde wird, daß er zu Bett geht, wird diese Müdigkeit auf den Bahamas am Tag der Ankunft bereits gegen 16 Uhr Ortszeit spüren. Wollte er seinem Rhythmus treu bleiben, müßte er sich jetzt zu Bett legen und nach den (vielleicht) gewohnten acht Stunden Schlaf gegen Mitternacht wieder aufstehen.

Natürlich verhält sich niemand so; denn wir passen uns den sozialen Zeitgebern unseres jeweiligen Aufenthaltsortes an, bleiben also bis mindestens 22 Uhr Ortszeit wach. Für die inneren Uhren stellt das jedoch einen erheblichen Streß dar, denn 22 Uhr Ortszeit bedeutet für sie noch 4 Uhr morgens. Dem Urlauber ergeht es also ähnlich wie dem Nachtarbeiter; er kommt erst ins Bett, wenn die inneren Uhren allmählich schon wieder auf Tagrhythmen umschalten. Dementsprechend schläft er schlecht und fühlt sich beim Aufwachen noch müde und abgespannt, obwohl er zeitlich ausreichend geschlafen hat. Natürlich trägt dazu auch die Anstrengung und Aufregung der Reise bei, vorwiegend erklärt sich das aber aus dem gestörten Gang der inneren Uhren. Es dauert erfahrungsgemäß drei bis fünf Tage, ehe sie sich einigermaßen der neuen sozialen Zeit angepaßt haben.

Die Veränderungen, die mit der Verschiebung des Schlaf-Wach-Rhythmus einhergehen, sind heute aus verschiedenen Untersuchungen schon teilweise bekannt. Eine Zeitverschiebung von sechs Stunden, wie wir sie in unserem Beispiel annahmen, führt vor allem zu folgenden Störungen:

- Die Körpertemperatur sinkt um durchschnittlich 0,14 Grad unter die Norm und bleibt am ersten Tag nach der Ankunft am Urlaubsort auch noch um etwa 90 Minuten hinter der normalen cirkadianen Schwankung zurück.
- Die Reaktionszeit ist am ersten Tag nach dem Flug um fast 8 Prozent reduziert, und es dauert gut drei Tage, bis sie wieder zur Norm zurückkehrt.
- Die Leistungsfähigkeit des vegetativen Nervensystems liegt am ersten Tag nach der Ankunft um etwa 3,5 Prozent unter der Norm und normalisiert sich erst bis zum vierten Tag wieder.
- Besonders aufschlußreich ist die Ausscheidung der Nebennierenrindenhormone mit dem Urin, die Auskunft über das hormonelle Gleichgewicht im Körper und die Streßbelastung gibt.

Sie verringert sich unter dem Streß einer Fernflugreise um knapp 15 Prozent und bleibt überdies fast zwei Stunden hinter dem normalen cirkadianen Rhythmus zurück. Es dauert fünf Tage, bis sich der Urinwert und der Rhythmus wieder normalisieren.

Fernflugreisen in Zeitzonen, die mehr als zwei Stunden von unserer sozialen Zeit abweichen, stellen also eine objektiv nachweisbare erhebliche Belastung für uns dar. Der Streß der Zeitverschiebung beeinflußt das System unserer inneren Uhren dabei nicht gleichmäßig, sondern stört die verschiedenen Funktionen unterschiedlich stark und verschieden lang. Ob sich solche Veränderungen bei häufigen Fernflugreisen auch nach der Anpassungszeit oder Rückkehr in die gewohnte Zeitzone noch schädlich auf die Gesundheit auswirken, ist bis heute noch ungeklärt.

Antwort auf diese wichtige Frage suchten unter anderem die Wissenschaftler des schon mehrfach genannten Max-Planck-Instituts für Verhaltensforschung. Sie experimentierten dazu mit Fliegen, die durch Veränderung der Beleuchtung im Labor auf simulierte Reisen geschickt wurden. Die Insekten befanden sich in vier Kästen. Im ersten Kasten herrschte während der gesamten Beobachtungszeit je zwölf Stunden Tag und Nacht, die Fliegen »reisten« also nicht. Im zweiten Kasten wurden die Fliegen einmal pro Woche auf eine Reise durch sechs Zeitzonen nach Osten geschickt, im dritten Kasten simulierte man jede Woche einmal eine Reise durch sechs Zeitzonen nach Westen. Im letzten Kasten »reisten« die Fliegen abwechselnd nach Osten und Westen.

Der Versuch dauerte insgesamt ein Jahr und ergab, daß nur die Fliegen im ersten Kasten, die nie auf »Reisen« gingen, ihre normale Lebenserwartung von 125 Tagen erreichten. Alle »reisenden« Fliegen lebten im Durchschnitt nur 98 Tage, also rund 20 Prozent kürzer.

Sicher kann man dieses mit Insekten gewonnene Ergebnis nicht ohne weiteres auf den Menschen übertragen. Immerhin beweist es, daß es Lebewesen gibt, bei denen der Streß von häufigen Fernflugreisen die Lebenserwartung verkürzt. Vielleicht wird man eines Tages auch nachweisen, daß häufige Fernflugreisen, wie sie Politiker, Geschäftsleute, vor allem aber das Flugpersonal unternehmen, auch beim Menschen die Gesundheit gefährden, wenn nicht gar seine Lebenserwartung verkürzen. Der normale Fernflugtourismus mit einer Reise durch mehrere Zeitzonen pro Jahr oder seltener führt allerdings wohl nie zu einer bleibenden Gesundheitsschädigung. Die nach dem Zeitsprung auftretenden Veränderungen bilden sich nach heutigem Wissen wieder vollständig zurück.

Erfahrene Flugmediziner halten für Fernflugtouristen einige praktische Ratschläge bereit, die bei der raschen Eingewöhnung helfen:

- Jede Überanstrengung in den ersten Tagen nach der Ankunft sollte vermieden werden, weil sie die Zeit der Anpassung der inneren Uhren an die neuen Zeitverhältnisse erheblich verlängert.
- Umgekehrt ist aber auch die Inaktivität von Übel. Ein gewisses Maß an Aktivitäten beschleunigt die Anpassung der inneren Uhren. Sie trägt vor allem dazu bei, die normale Funktionsfähigkeit des vegetativen Nervensystems um bis zu 50 Prozent schneller wiederherzustellen.
- Am besten gelingt die Anpassung, wenn man sich möglichst zwanglos den neuen sozialen Zeitgebern anpaßt, insbesondere den ortsüblichen Essens- und Ruhezeiten.
- Frauen, welche zur Empfängnisverhütung die »Pille« einnehmen, sollten rechtzeitig vor Antritt der Reise in eine andere Zeitzone ihren Arzt aufsuchen. Er wird eine Pille mit 36stündiger Wirkung verordnen, die erstmals einen Monat vor der Reise eingenommen wird und trotz der Zeitverschiebung zuverlässigen Schutz bietet.
- Alle kranken Menschen, die regelmäßig Arzneimittel einnehmen, müssen eine Fernflugreise mit ihrem Arzt besprechen. Dabei geht es vor allem um die Frage, ob die Erkrankung den Streß einer solchen Reise zuläßt und wie die verordneten Medikamente entsprechend der Zeitverschiebung eingenommen werden müssen. Dazu haben die Luftfahrtmediziner genaue Tabellen entwickelt, die jedem Arzt zur Verfügung gestellt werden können. Besonders wichtig ist die richtige Einnahme der Arzneimittel natürlich bei ernsteren Erkrankungen, wo es oft ganz besonders auf pünktliche Einnahme ankommt. Typisches Beispiel dafür sind Zuckerkranke, die gleichzeitig noch beachten müssen, daß ihr Diätplan nicht durcheinanderkommt.

Fernflugreisen bedeuten doppelten Streß, denn er wiederholt sich ja beim Rückflug in die gewohnte Zeitzone. Die inneren Uhren haben sich der sozialen Zeit am Urlaubsort angepaßt und reagieren auf die Zeit am Heimatort zunächst so wie bei Antritt der Reise auf die fremde Zeit am Urlaubsort. Deshalb muß man nach der Rückkehr sinngemäß alles beachten, was hier für die Tage nach der

Ankunft am Urlaubsort gesagt wurde. Von Kurzreisen in andere Zeitzonen ist dringend abzuraten. Sie lassen den Biorhythmen oft überhaupt keine Zeit, sich vollständig anzupassen. Der Streß nach der Ankunft trifft dann noch zusammen mit dem erneuten Streß nach der Rückkehr. Dadurch geraten die inneren Uhren nun vollends aus dem Gleichgewicht. Deshalb sollte der Aufenthalt in der fremden Zeitzone nach Möglichkeit mindestens zehn Tage betragen, damit kein zu abrupter Wechsel erfolgt.
Im Vergleich zum Nacht- und Schichtarbeiter hat der Fernflugtourist es aber einfacher. Seine inneren Uhren müssen sich zwar auch umstellen, die äußere Zeit am Urlaubsort entspricht aber dieser Umstellung. Der Nacht- oder Schichtarbeiter dagegen lebt gegen seine biologische Zeit und außerdem noch gegen den normalen Zeitrhythmus seiner sozialen Umwelt, die ja vorwiegend auf Tagesaktivität ausgerichtet ist. Das erleichtert dem Fernflugtouristen die Eingewöhnung und erschwert sie dem Schicht- und Nachtarbeiter zusätzlich.

Leichter lernen – Mehr leisten

Unsere Lern- und Leistungsfähigkeit wird von verschiedenen Faktoren beeinflußt. Unter anderem kommt es auf die Motivation, das Interesse und optimale Verhältnisse in der Umgebung an. Wer für eine Klassenarbeit büffelt, deren Sinn er nicht einsehen kann, und die an seinen Zeugnisnoten nichts mehr ändert, sich überdies für das Thema überhaupt nicht interessiert und sich dann noch durch Straßenlärm oder ähnliche Störquellen der Umgebung dauernd abgelenkt fühlt, lernt ganz unabhängig von seinen inneren Uhren viel schlechter.
Die Biorhythmen tragen aber doch viel zu unserem Lern- und Leistungsvermögen bei. Eine günstige Rhythmuslage hilft, mangelnde Motivation und fehlendes Interesse sowie störende Reize aus der Umgebung teilweise zu überwinden. Bei ungünstiger Rhythmuslage wird man dagegen auch bei optimalen Voraussetzungen mit der Arbeit nicht vorankommen und den Lehrstoff nur ungenügend verarbeiten und behalten.

Die wichtigsten Rhythmen, die unsere Lern- und Leistungsfähigkeit beeinflussen, lernten wir bereits kennen:

- Die drei Grundrhythmen für Körper, Seelenleben und Intelligenz mit ihren Aktivitäts-, Regenerationsphasen und kritischen Tagen.
- Die beiden unterschiedlichen Aktivitätskurven, die sich aus dem Schlaftyp (Abend-, Morgenmensch) ergeben.

Diese beiden Faktoren sollte man im täglichen Leben so weit wie möglich bei der Arbeitseinteilung und beim Lernen berücksichtigen. Im Einklang mit diesen inneren Uhren durchgeführte Arbeiten gehen leichter und streßärmer von der Hand; der nach der Biorhythmik bearbeitete Lehrstoff wird besser und schneller verstanden und bleibt auch länger und vollständiger auf Abruf im Gedächtnis parat.

Vervollständigt werden diese inneren Uhren durch einen weiteren Rhythmus, der nach heutigem Wissen über das Nervensystem die Lern- und Leistungsfähigkeit in einer cirkadianen Schwingung beeinflußt. Er ist bei jedem Menschen etwas anders und wird mit von den genannten Grund- und Aktivitätsrhythmen beeinflußt. Grundsätzlich gilt aber die Erfahrung:

> Das Nervensystem schaltet die körperliche und geistige Leistungsfähigkeit (also auch das Lernvermögen, die Gedächtnis- und Konzentrationsfähigkeit) zweimal am Tag auf einen Höhepunkt und ebenfalls zweimal täglich auf einen Tiefststand.

Die beiden Gipfel der Lern-, Leistungs- und Reaktionsfähigkeit werden normalerweise vormittags zwischen 10 und 12 Uhr und nachmittags zwischen 15 und 17 Uhr erreicht. Zwischen 12.30 Uhr und 14.30 Uhr und nach Mitternacht bis gegen 4 Uhr früh treten die beiden Tiefpunkte auf.
Die drei Grundrhythmen bestimmen durch ihre jeweilige Rhythmuslage mit, wie stark die Höhen und Tiefen der Lern- und Leistungskurve ausfallen. An Tagen, an denen sich einer oder mehrere der Grundrhythmen (vor allem der Intelligenzrhythmus) in einer Aktivitätsphase befinden, werden die Leistungsgipfel im cirkadianen Rhythmus deutlicher ausgeprägt sein, die Wellentäler sich nicht so spürbar auswirken. Kritische Tage oder Minusphasen der Grundrhythmen dagegen verstärken die Tiefpunkte und schwächen die beiden Gipfel ab.
Der Einfluß des Schlaftyps auf die beiden Gipfel und Täler der cirkadianen Leistungskurve richtet sich vor allem danach, wie deutlich der Betroffene dem einen oder anderen Typ angehört. Bei schwach ausgeprägten Eigenschaften wird der cirkadiane Lern- und Leistungsrhythmus im Vordergrund stehen, weil sich die andere innere Uhr anpaßt. Bei ausgeprägten Morgen- oder Abendmenschen dagegen überwiegt meist der Einfluß des Schlaftyps auf den Tagesverlauf, und die cirkadiane Lern- und Leistungskurve richtet sich weitgehend danach. Das ist problemlos möglich, weil keine zu starken Abweichungen erforderlich sind. Morgen- wie Abendmenschen erleben ja auch vom Schlaftyp her um die Mittagszeit ein allgemeines Tief und am Vormittag und Nachmittag jeweils Aktivitätsphasen unterschiedlicher Stärke, die von der cirkadianen Lern- und Leistungskurve noch verstärkt und verlängert werden können.

Chronobiologie ist die Wissenschaft vom individuellen Takt der inneren Uhren. Es wird kaum zwei Menschen geben, deren Lern- und Leistungskurve ganz genau mit den theoretischen Durchschnittskurven übereinstimmt. Als praktische Konsequenz sollte man deshalb zunächst versuchen, neben den drei Grundrhythmen und dem Schlaftyp auch die Auswirkungen der Lern- und Leistungskurve aus eigener Erfahrung zu erkennen. Dazu notiert man am besten mindestens eine Woche lang jeden Tag mehrmals (mindestens in Abständen von zwei Stunden), wie man seine Leistungsfähigkeit persönlich erlebt. Die Kriterien dazu reichen von lustlos und unwillig oder zögernd bis hin zu sehr aktiv und der Aussage »alles gelingt leicht und rasch«. Nach eine Woche erhält man auf diese Weise einen ziemlich zuverlässigen Überblick über die täglichen Schwankungen, kann Zufall und ungünstige oder besonders günstige äußere Einflüsse auf die Kurve mit einiger Sicherheit ausschließen (ganz besonders dann, wenn man sich zu solchen beachtenswerten äußeren Einwirkungen Notizen gemacht hat) und aus den Aufzeichnungen der sieben (oder mehr) Tage eine Durchschnittskurve für einen normalen Tag entwerfen. Das folgende Beispiel veranschaulicht ausschnittsweise, wie das in der Praxis aussehen kann. Am besten verwendet man einen Terminkalender mit der Einteilung von Stunden, wie er in jedem einschlägigen Fachgeschäft erhältlich ist.

Montag **Bemerkungen**	**Dienstag** **Bemerkungen**	**Mittwoch** **Bemerkungen**
7 Uhr ○	7 Uhr ○	7 Uhr ○
9 Uhr +	9 Uhr – (Ärger mit Kunden)	9 Uhr +
11 Uhr ++	11 Uhr +	11 Uhr ++
13 Uhr –	13 Uhr – – (Alkohol zum Essen)	13 Uhr –
15 Uhr +	15 Uhr ++	15 Uhr ++
17 Uhr ++	17 Uhr ++	17 Uhr ++
19 Uhr ○	19 Uhr ○	19 Uhr ○
21 Uhr +	21 Uhr ○	21 Uhr +
23 Uhr ○	23 Uhr –	23 Uhr ○

Die Symbole, die hier verwendet wurden, lassen eine Differenzierung der Leistungsfähigkeit nach fünf Graden wie folgt zu:

○ = **neutral** (weder deutliches Hoch noch ausgeprägtes Tief)

+ = mittlere Aktivität **++ = hohe Aktivität**

– = mittleres Tief **– – = ausgeprägtes Tief**

Natürlich kann man bei Bedarf auch noch stärker differenzieren und muß nicht unbedingt diese Symbole verwenden.

Die Aufzeichnungen von Montag bis Mittwoch in unserem Beispiel, die in der Praxis mindestens bis Sonntag fortgesetzt werden sollten, beurteilt man wie folgt:

7 Uhr – An allen Tagen ist morgens ein neutrales Leistungsbild festzustellen.

9 Uhr – An zwei Tagen geht die Leistungskurve um diese Zeit in ein Hoch über; das Minus am Dienstag kann wegen des notierten äußeren Einflusses nicht berücksichtigt werden.

11 Uhr – Eine Aktivitätsphase an allen drei Tagen, die am Dienstag aber durch die Nachwirkungen des äußeren Einflusses noch hinter der Norm zurückbleibt.

13 Uhr – Jetzt macht sich ein mittleres Tief bemerkbar; das ausgeprägte Tief am Dienstag kann wegen des ungewohnten Alkoholkonsums nicht mit in die Durchschnittskurve einbezogen werden.

15 Uhr – An allen Tagen eine Aktivitätsphase, die montags aus Gründen, die sich nicht ermitteln ließen, nur mittelmäßig, an den anderen Tagen aber hoch ausfällt.

17 Uhr – An allen Tagen wird um diese Zeit eine Phase hoher Aktivität registriert.

19 Uhr – An allen drei Tagen eine neutrale Zeit.

21 Uhr – Die Ergebnisse von zwei Tagen lassen ein mittleres Hoch erkennen, der Dienstag mit seinen zwei ungewöhnlichen äußeren Einflüssen dagegen weist wegen der besonderen Anstrengungen jetzt schon eine neutrale Phase auf.

23 Uhr – Es ist Zeit, zu Bett zu gehen, weil an zwei Tagen der neutrale Punkt erreicht wird; am Dienstag geht der Rhythmus wegen der oben genannten Besonderheiten schon seit 21 Uhr etwas vor und hat bereits ein mittleres Tief erreicht.

Wenn man alle während der Beobachtungszeit regelmäßig oder häufig wiederkehrenden Leistungsgrade zusammenfaßt und alle erkennbaren äußeren Einflüsse oder unbekannte leistungsverändernde Einwirkungen berücksichtigt, indem man die damit in Zusammenhang stehenden Werte außer acht läßt, erhält man eine cirkadiane Durchschnittskurve der Leistungsfähigkeit, die man grafisch veranschaulichen kann. Die Abbildung 8 zeigt, wie sie bei unserem Beispiel aussieht.

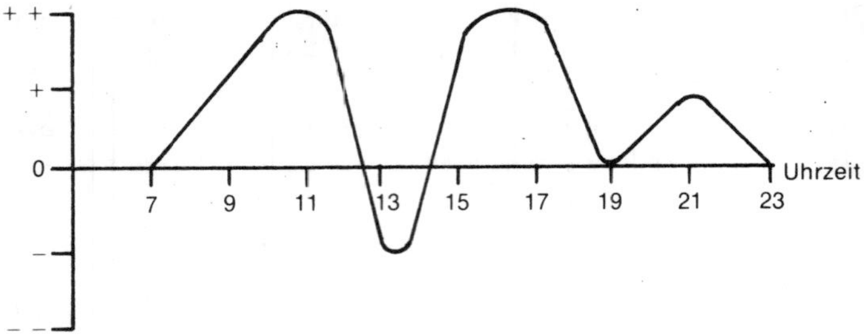

Abb. 8: Leistungskurve

Normalerweise genügt es, wenn man die Anforderungen des Tages an Leistungsfähigkeit oder Lernvermögen entsprechend dieser individuellen Durchschnittskurve über den Tag verteilt (soweit das praktisch möglich ist). Aufgaben, die besondere Anstrengungen, viel Konzentration oder ein besonders gutes Gedächtnis erfordern, erledigt man also am besten zu den Zeiten, die nach der Durchschnittskurve eine hohe, zumindest mittlere Aktivität zeigen. Alle Routinearbeiten, Wiederholungen und ähnliches wird man dagegen zweckmäßigerweise in neutralen oder Tiefphasen zu erledigen suchen. Das vermindert den Streß und führt zu besseren Arbeits- und Lernergebnissen.

Die Selbstbeobachtung und Aufzeichnung der individuellen cirkadianen Leistungskurve erfaßt den vom Nervensystem gesteuerten Verlauf der Leistungsfähigkeit und die vom Schlaftyp bestimmten Veränderungen. Wer es ganz genau wissen will, kann diese Kurve noch in Beziehung zu den drei Grundrhythmen mit ihren Aktivitäts-, Regenerationsphasen und kritischen Tagen setzen und erhält auf diese Weise ein noch genaueres Bild seiner Leistungsfähigkeit. Unbedingt notwendig ist das aber nicht. Es reicht auch, wenn man sich an kritischen Tagen in den Grundrhythmen einfach darauf einstellt, daß sich die durchschnittliche Leistungskurve verändert, ohne das Ausmaß der Beeinflussung genau zu ermitteln.

Praktische Bedeutung des Menstruationszyklus

Der Menstruationszyklus der gebärfähigen Frau ist Ausdruck einer Reihe von Veränderungen an den weiblichen inneren Geschlechtsorganen, die vor allem über die Zeiten der Fruchtbarkeit und Unfruchtbarkeit entscheiden. Demnach kann man diese biologischen Rhythmen praktisch nutzen, um eine unerwünschte Schwangerschaft zu vermeiden oder die günstigste Zeit für eine Befruchtung zu ermitteln. Darüber hinaus gibt es noch eine dritte praktische Möglichkeit, die gerade heute, da die meisten Familien nur noch ein oder zwei Kinder wollen, von Interesse ist. Mit Hilfe der Biorhythmik kann man nämlich recht zuverlässig das Geschlecht eines Kindes vorprogrammieren.

Natürliche Schwangerschaftsverhütung

Methoden zur Verhütung einer unerwünschten Schwangerschaft gab es zu allen Zeiten selbst in den Gesellschaftssystemen, die eine vielköpfige Kinderschar als Segen und Altersversorgung betrachteten. Zur traditionellen Rolle des Mannes gehörte es nämlich auch schon früher, daß er es mit der ehelichen Treue nicht so genau nahm, wie er es von seiner Ehefrau verlangte. Und ein Seitensprung sollte natürlich ohne Folgen bleiben.

Die Methoden waren mehr oder weniger zuverlässig, manchmal auch gefährlich für die Frau. Als älteste Form der Schwangerschaftsverhütung gilt meist der Koitus interruptus, also die Unterbrechung des Geschlechtsverkehrs kurz vor dem Samenerguß des Mannes. Abgesehen davon, daß diese Methode relativ unsicher ist, führt sie oft auch zu seelischen Störungen und Verkrampfungen im Bereich der Geschlechtsorgane. Der Koitus interruptus ist das Relikt einer Zeit, in der Frauen keine sexuellen Bedürfnisse »zu haben hatten«; denn natürlich kommt bei dieser Technik vor allem die Frau »zu kurz«. Trotzdem soll sie auch heute noch gebräuchlich sein.

In unserer Zeit ist die Schwangerschaftsverhütung notwendiger als je zuvor geworden. Während in den Industrienationen die Geburtenraten stagnieren oder gar zurückgehen, »explodieren« die Geburtenziffern in den unterentwickelten Ländern der Erde. Schon heute leiden wir unter Überbevölkerung, die den Hunger in der Welt ständig verschlimmert. Außerdem erfordert auch das geänderte Rollenverständnis der Frau eine wirksame Verhütung unerwünschter Schwangerschaften. Die »sexuelle Revolution«, die wir seit den fünfziger Jahren beobachten können, und die allgemeine Emanzipationsbewegung zur Befreiung der Frauen aus der jahrtausendealten Unterdrückung durch den Mann bewirkten, daß sich immer mehr Frauen heute ohne falsche Hemmungen zu ihren sexuellen Bedürfnissen bekennen und sie – gleichgültig ob innerhalb oder außerhalb der Ehe – befriedigen wollen. Diese Freizügigkeit wird aber nur dann optimal zu verwirklichen sein, wenn sie für die Frauen nicht mit dem unkalkulierbaren Risiko einer unerwünschten Schwangerschaft verbunden ist.

Wir kennen heute eine ganze Reihe konzeptionsverhütender Methoden mit unterschiedlicher Zuverlässigkeit, die zum Teil auch durch die sozialen, geographischen und anderen Gegebenheiten mitbestimmt werden. Zum Teil greifen sie direkt in den biologischen Menstruationszyklus ein, teilweise beachten sie nur den Verlauf der biorhythmischen Kurve. Manche wirken nur örtlich; und die Sterilisation als nicht mehr rückgängig zu machende Form der Schwangerschaftsverhütung (sie entspricht der dauernden Unfruchtbarkeit von Mann oder Frau) hängt mit den periodischen Zyklen überhaupt nicht zusammen.

Die Zuverlässigkeit wird nach dem Pearl-Index berechnet, einer Methode, die nur für den Fachmann von Interesse ist. An erster Stelle der Sicherheit steht nach diesem Index die »Pille« (wenn man die Sterilisation außer acht läßt) mit einer Versagerquote von 0 bis 2,5 Prozent. Mit ihren Auswirkungen auf den Menstruationszyklus und mit einer zwar weniger zuverlässigen, dafür aber absolut nebenwirkungsfreien natürlichen Methode zur Schwangerschaftsverhütung wollen wir uns jetzt näher befassen, da hier der Zusammenhang zur Biorhythmik besonders offenkundig wird.

Die »Pille« bewirkt im Grunde nichts anderes als eine tiefgreifende Veränderung des Biorhythmus, der für die Steuerung des Menstruationszyklus zuständig ist. Sie enthält Hormone, die auf unterschiedliche Weise die innere Uhr beeinflussen. Nach heutigem, vermutlich noch nicht vollständigem Wissen kann man von fünf Wirkungsmechanismen der hormonalen Empfängnisverhütung durch die »Pille« ausgehen:

- Hemmung des Eisprungs durch Einwirkung auf das im Zwischenhirn-Hypophysenvorderlappen-System gelegene Hirnzentrum.
- Direkte zusätzliche Hemmung des Eisprungs durch Einwirkung auf die Eierstöcke (noch umstritten).
- Beschleunigung der Eileiterbewegungen.
- Veränderungen an der Gebärmutterschleimhaut, so daß die Einnistung eines befruchteten Eies (wenn es überhaupt zur Befruchtung kommt) erschwert oder verhindert wird.
- Veränderungen des Schleims im Gebärmutterhals, wodurch der männliche Samen nicht oder nur schwer in die Gebärmutter gelangen kann.

Aufgrund der vor allem durch die Einwirkung der »Pille« auf das Zwischenhirn-Hypophysenvorderlappen-System gestörten Biorhythmik kann es zu keiner echten Monatsblutung kommen. Sie setzt ja bekanntlich einen Eisprung voraus. Wenn die Hormontabletten alle drei Wochen abgesetzt werden, treten aber menstruationsähnliche zyklische Blutungen auf.

Je nach Zusammensetzung der »Pille« erfolgt die Einnahme auf zwei verschiedene Arten. In jedem Fall wird sie aber erstmals am 5. Zyklustag verabreicht. Nach der konventionellen Methode sieht das Einnahmeschema 21 Tage lang je 1 Tablette, 7 Tage lang keine Tablette, dann wieder 21 Tage lang 1 Tablette und so fort vor. Bei der anderen Methode (Zweiphasenverfahren), die dem natürlichen Biorhythmus eher entgegenkommt, aber nicht so sicher wie die konventionelle Methode wirken soll (umstritten), werden 15 Tage lang reine Östrogenpillen und fünf Tage lang Tabletten mit einer Mischung aus Östrogenen und Gestagenen (beides sind Geschlechtshormone) eingenommen.

Hormonale empfängnisverhütende Mittel sollten nicht länger als ein bis eineinhalb Jahre lang ununterbrochen eingenommen werden. Dann empfiehlt sich eine Pillenpause von mindestens zwei bis drei Regeln. Während dieser Pause muß die Basaltemperatur gemessen werden. Sie gibt dem Arzt Auskunft darüber, ob sich der biologische Rhythmus nach dem Absetzen der »Pille« allmählich wieder normalisiert. Darüber hinaus sollten alle Frauen, welche die »Pille« einnehmen, alle vier bis sechs Monate eine Untersuchung beim Frauenarzt durchführen lassen. Wenn die »Pille« abgesetzt wird, weil die Frau eine Schwangerschaft plant, empfiehlt es sich, zumindest während des ersten Menstruationszyklus nach dem Absetzen auf Empfängnisverhütung in anderer Weise zu achten.

Die Erfahrung lehrt, daß bei einer Schwangerschaft gleich im ersten pillenfreien Zyklus doppelt so viele Fehlgeburten wie normal auftreten. Darüber bespricht man sich am besten auch mit dem Frauenarzt. Ohnehin sollte die »Pille« möglichst vom Gynäkologen individuell verordnet werden, denn der Allgemeinmediziner verfügt im allgemeinen nicht über das dazu notwendige Spezialwissen. Von der »maßgeschneiderten« Pille kann es aber entscheidend mit abhängen, ob sie gut vertragen wird oder stärkere Nebenwirkungen auftreten.

Als Nebenwirkungen treten vor allem Kopfschmerzen, Schwindel, Gewichtszunahme, Übelkeit und Zwischenblutungen auf; Folgen der Desynchronisation der inneren Uhren, die nicht nur den Menstruationszyklus betrifft, sondern auch andere Körperfunktionen mit beeinflußt. Die Beschwerden gehen häufig nach einigen Monaten zurück, sobald die inneren Uhren die Störung verkraftet haben. Ernstere Nebenwirkungen, insbesondere bei Langzeitgebrauch, werden von den Fachleuten zwar diskutiert, konnten aber noch nicht ausreichend sicher nachgewiesen werden.

Wenn die »Pille« überhaupt nicht vertragen oder aus individuellen Gründen von der Frau abgelehnt wird (eine gewisse »Pillenmüdigkeit« ist heute schon zu beobachten), gibt es neben der Sterilisation eine Reihe von Alternativen. Sie wirken allerdings nicht so sicher wie die »Pille« und sind häufig ebenfalls nicht frei von Nebenwirkungen. Die natürlichste Form der Empfängnisverhütung, von der nie unerwünschte Begleiterscheinungen zu erwarten sind, nutzt die normalen biorhythmischen Veränderungen aus. Sie führen dazu, daß die Frau nur an wenigen Tagen während des Menstruationszyklus empfängnisfähig ist. Diese Tage kann man im voraus berechnen. Die Empfängnisverhütung ist dann ganz einfach: An den fruchtbaren Tagen (einschließlich einiger »Sicherheitstage«) wird auf Geschlechtsverkehr verzichtet; in der übrigen Zeit ist keine Schwangerschaft möglich, denn das unbefruchtete Ei stirbt nach dem Eisprung rasch ab, und auch die männlichen Samenzellen bleiben nur wenige Tage lebensfähig.

Umgekehrt kann man die Berechnung der fruchtbaren Tage natürlich auch verwenden, wenn die Partner ein Kind zeugen und den günstigsten Zeitpunkt dafür ermitteln wollen.

Die Berechnung der fruchtbaren und unfruchtbaren Tage der Frau basiert auf der weiter vorn schon erklärten Tatsache, daß die Morgen- (Basal-) temperatur der Frau ein bis zwei Tage nach dem Eisprung bis kurz vor dem Einsetzen der Monatsblutung um etwa 0,5 Grad höher als in der übrigen Zeit liegt. Wenn die Basaltemperatur einige Monate lang regelmäßig (am besten mit einem in der

Apotheke erhältlichen Spezialthermometer) gemessen und pünktlich notiert wird, dann läßt sich aus den Temperaturkurven und unter Berücksichtigung der gesamten Dauer des Menstruationszyklus erkennen, wann der Eisprung erfolgt (nämlich ein bis zwei Tage vor dem Temperaturanstieg). Die fruchtbaren Tage liegen um den Tag des Eisprungs herum. Normalerweise geht man von fünf fruchtbaren Tagen aus; als Sicherheitsreserve sollte man aber noch zwei bis drei Tage einschalten, so daß man fünf Tage vor und zwei bis drei Tage nach dem Eisprung auf Geschlechtsverkehr verzichten muß.

Diese biorhythmusgerechte, natürliche Form der Schwangerschaftsverhütung wird nach ihren geistigen Vätern, dem Prager Frauenarzt H. Knaus und dem Japaner K. Ogino, auch als die »Knaus-Ogino-Methode« bezeichnet. Allerdings schrieben sie vor, daß die Basaltemperatur ein ganzes Jahr lang aufgezeichnet werden muß. Heute geht man davon aus, daß bei zyklusstabilen Frauen einige Monate genügen, um den Ovulationszeitpunkt im Menstruationszyklus ausreichend genau festzustellen.

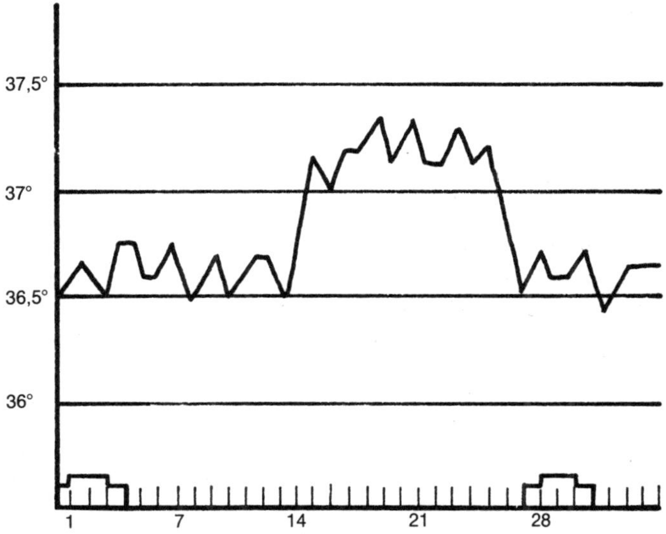

Abb. 9: Kurve der normalen Basaltemperatur

Das »Knaus-Ogino-Verfahren« gehört allerdings selbst dann nicht zu den besonders zuverlässigen Formen der Empfängnisverhütung, wenn man die Basaltemperatur ein ganzes Jahr lang aufzeichnet. Spötter haben es einmal als eine »humanisierte Form des russischen Roulettes« bezeichnet – sicher eine maßlose Übertreibung, leider aber mit einem wahren Kern. Zunächst einmal ist schon die Messung der Basaltemperatur über längere Zeit ziemlich umständlich, und die Aufzeichnung der Temperaturkurven stellt hohe Ansprüche an die Genauigkeit und Zuverlässigkeit. Vielen Frauen wird das bald lästig, da es ja die bequemere »Pille« gibt (sofern sie vertragen wird). Als völlig ungeeignet erweist sich das Knaus-Ogino-Verfahren in den unterentwickelten Staaten der Erde, wo Geburtenkontrolle in der Regel besonders dringend erforderlich ist. Schon das niedrige Bildungsniveau der Durchschnittsbevölkerung verhindert, daß eine so komplizierte Methode dort in größerem Rahmen eingesetzt werden könnte.

Aber auch die genaueste »Buchführung« der Frau schützt nicht absolut sicher vor unerwünschter Schwangerschaft. Der Anstieg der Basaltemperatur muß nämlich nicht immer nach einer genau gleichen Zeitspanne dem Eisprung folgen. Hinzu kommt, daß der Monatszyklus nicht bei allen Frauen gleich stabil verläuft und durch verschiedene äußere, seelische Einflüsse oder Krankheiten auch bei normalerweise zyklusstabilen Frauen verändert werden kann. Deshalb kommt das Knaus-Ogino-Verfahren heute eigentlich nur dann noch in Frage, wenn die Pille und andere Empfängnisverhütungsmittel im Einzelfall nicht angezeigt sind oder aus persönlichen Gründen abgelehnt werden.

Absolute Sicherheit bei der Empfängnisverhütung gibt es überhaupt nicht. Nur wer sich sterilisieren läßt – ein Schritt, der wegen seiner Endgültigkeit bei vielen Menschen noch auf Widerstand stößt – oder völlig keusch lebt, braucht mit keiner Schwangerschaft oder Vaterschaft wider Willen zu rechnen. Und damit kommen wir zu einem »Nebenprodukt« der Biorhythmusforschung, das zwar von geringem praktischem Nutzen ist, der Vollständigkeit halber aber doch noch kurz erwähnt werden soll.

Es geht um die Sexualität, die ebenfalls von einer eigenen inneren Uhr beeinflußt wird. Bei Frauen beobachtete man schon vor langer Zeit, daß ihre sexuellen Bedürfnisse im Verlauf eines Menstruationszyklus Schwankungen unterworfen sind. Oft erleben sie in den Tagen nach beendeter Monatsblutung bis zum Eisprung eine Phase gesteigerter Sexualität, während danach das sexuelle Interesse nachläßt und mehr der Wunsch nach Zärtlichkeit in den Vordergrund tritt. Das erklärt sich wahrscheinlich aus den hormonellen

Veränderungen im Verlauf einer Periode. Männer sollten versuchen, sich darauf einzustellen; das bekommt jeder Partnerschaft. Auch beim Mann wird ein solcher 28-Tage-Rhythmus diskutiert, sichere Beweise dafür gibt es bisher aber nicht. Vielleicht besteht ein Zusammenhang mit dem 28-Tage-Grundrhythmus des Seelenlebens, wie überhaupt die drei Grundrhythmen natürlich einen gewissen Einfluß auf das Sexualleben nehmen.
Hier geht es uns aber nicht darum, sondern um einen speziellen, schwachen ultradianen Sexualrhythmus, der Tag und Nacht abläuft. Er bewirkt, daß unser sexuelles Verlangen alle 90 bis 120 Minuten einen Höhepunkt erreicht. In der Nacht wirkt sich das in Form der weiter vorn schon beschriebenen Erektionen des männlichen Glieds oder der weiblichen Klitoris während der Traumschlafphasen aus. Hormonforscher stellten beim Mann zusätzlich fest, daß sein Testosteron- (männliches Geschlechtshormon) Blutspiegel morgens vorübergehend einen Gipfel erreicht.
Praktische Konsequenzen für ein erfüllteres Liebesleben lassen sich daraus allerdings nicht ableiten, und Impotenz oder Frigidität kann durch »rhythmusgerechte körperliche Liebe« erst recht nicht überwunden werden. Ein »Stundenplan« der Liebe könnte diese verbreiteten Formen gestörter Sexualität wegen des dahinter stehenden Zwanges eher noch verschlimmern. Unsere Sexualität wird in erster Linie durch Gefühle für den Partner und äußere Reize gesteuert. Deshalb gehören alle sexuellen Störungen, die sich nicht aus organischer Ursache erklären, in psychotherapeutische Behandlung.

Geschlecht des Kindes »vorprogrammieren«

Der Wunsch, das Geschlecht des erwarteten Kindes schon vor der Geburt zu kennen, ist verbreitet. Er kann heute mit Hilfe der wahrscheinlich gefahrlosen Ultraschalldiagnostik leicht erfüllt werden. Verwegener klingt da schon der Wunsch, der Natur ins Handwerk zu pfuschen und sogar das Geschlecht des Kindes vorzuprogrammieren. Früher hatte das oft einen ganz handfesten Grund: Die meisten Eltern hofften auf einen Stammhalter als erstes Kind, weil nur ein Sohn später einmal den väterlichen Hof erben und/oder für die Großfamilie sorgen konnte. Daneben spielte natürlich auch die traditionelle männliche Überheblichkeit eine gewisse Rolle. Diese beiden Motive haben heute an Bedeutung verloren, das erste kann man wahrscheinlich in den meisten Fällen sogar schon als bedeutungslos betrachten. Aber auch moderne Eltern möchten häufig das Geschlecht ihres Kindes vorprogrammieren – insbesondere dann, wenn die Familie (wie heute üblich) nur aus einem oder zwei Kindern bestehen soll.

Für den Chronobiologen muß das keine Illusion mehr bleiben, sondern ist im Prinzip schon seit etwa vier Jahrzehnten möglich. Am Anfang stand ein junger Vater, der polnische Landarzt Dr. Benendo. Nach der Geburt seiner Tochter fragte er sich, warum seine Frau ausgerechnet ein Mädchen zur Welt gebracht hatte. Nicht, daß ein Sohn ihm lieber gewesen wäre, er war keineswegs enttäuscht von seiner Tochter. Was ihn zu der Frage veranlaßte, war die wissenschaftliche Neugierde. Er wollte ein Geheimnis der Natur enträtseln, eine Gesetzmäßigkeit erkennen.

Zunächst überlegte er, wo er mit seinen Forschungen ansetzen konnte. Auf gut Glück begann er zu rechnen und stellte fest, daß der Geschlechtsverkehr, der zur Schwangerschaft geführt hatte, zwei Tage vor dem Eisprung seiner Frau stattgefunden haben mußte. Damit konnte er vorläufig aber noch nichts anfangen, und so wandte er sich wieder seinen anderen Aufgaben zu.

Wie so oft bei wegweisenden Erkenntnissen kam ihm dann aber der Zufall zu Hilfe. In Archiven stieß er auf eine Veröffentlichung des Schweizer Botanikers Thury aus dem Jahre 1863. Dieser stellte darin die Theorie auf, daß bei der Befruchtung einer »alten« weiblichen Eizelle durch eine »frische« männliche Samenzelle männliche Nachkommen entstehen, während die Befruchtung einer »frischen« Eizelle mit einer »alten« Samenzelle weibliche Nachkommen ergibt. Plötzlich konnte Dr. Benendo mit seiner beiseite gelegten Berechnung doch noch etwas anfangen.

In der Folgezeit versuchte er, seine neue Theorie praktisch zu erproben. Er veranlaßte viele seiner Patientinnen, regelmäßig die Morgentemperatur zu messen, um den Tag des Eisprungs zu ermitteln. Die Kurven bewahrte er sorgfältig auf. Wenn eine der Frauen schwanger wurde, versuchte er zunächst, nachträglich den genauen Tag des befruchtenden Geschlechtsverkehrs zu ermitteln. Daraus bestimmte er dann auf der Grundlage seiner Theorie im voraus das Geschlecht des zu erwartenden Kindes. Er notierte es für sich auf einen Zettel, den er bis nach der Geburt in einem verschlossenen Umschlag aufbewahrte.

Mit den ersten beiden Voraussagen behielt Dr. Benendo recht, die dritte bis fünfte war falsch, die sechste wieder richtig und die siebte falsch. Das war ein entmutigendes Ergebnis, denn die »Treffer« konnten purer Zufall sein. War die Theorie also wertlos?

Zum Glück gab Dr. Benendo nicht auf. Und sechs Monate später fand er die Erklärung. Er war bei seinen Berechnungen davon ausgegangen, daß bei der Befruchtung vor dem Eisprung Mädchen, nach dem Eisprung Knaben und am Tag des Eisprungs mit gleicher Wahrscheinlichkeit Mädchen oder Knaben geboren werden. Das setzte aber voraus, daß auf 100 Mädchengeburten auch 100 Knabengeburten kamen. Und da lag der Fehler, denn das natürliche Geschlechtsverhältnis beträgt 106 Knabengeburten auf 100 Mädchengeburten. Die Natur »kalkuliert« durch dieses Verhältnis in weiser Voraussicht die höhere Sterblichkeit der Knaben während der Schwangerschaft und nach der Geburt mit ein. Dr. Benendo ersann ein neues Berechnungsschema, das auch diese biologische Tatsache berücksichtigte, und rechnete dann alle Geburten auf die neue Weise noch einmal nach. Jetzt trafen seine Prognosen alle zu. Das machte ihn so sicher, daß er das Geschlecht seines nächsten Kindes vorprogrammierte – und es wurde wunschgemäß ein Junge.

Die Theorie von Dr. Benendo kann in folgenden drei Feststellungen zusammengefaßt werden:

- Geschlechtsverkehr am Tag des Eisprungs, einen Tag vorher oder nachher führt (wenn es überhaupt zur Befruchtung kommt) in 87 von 100 Fällen zur Geburt eines Knaben.
- Findet der befruchtende Geschlechtsverkehr drei bis vier Tage vor dem Eisprung statt, wird in 85 von 100 Fällen ein Mädchen geboren.
- Beim befruchtenden Geschlechtsverkehr zwei Tage vor dem Eisprung kommt es im Verhältnis von 50 zu 50 zur Geburt eines Knaben oder Mädchens.

Eine im Grunde einfache Methode also, um Wunschkinder auf der Grundlage der Biorhythmik »vorzuprogrammieren«. Zwar bietet sie keine 100prozentige Sicherheit, aber auch mit 85 bis 87 Prozent kann man schon sehr zufrieden sein.
Seit 1973 versuchen Dr. Benendo und seine Kollegen vom Warschauer Institut für Endokrinologie, die praktischen Erfahrungen nun auch theoretisch zu untermauern. Eine vorläufige Arbeitshypothese, die allerdings noch nicht als absolut sicher und zuverlässig verstanden werden darf, gibt es bereits. Sie geht von der Tatsache aus, daß die weibliche Eizelle nur ein X-Chromosom (Träger der Erbanlagen) enthält. In der männlichen Samenflüssigkeit dagegen befinden sich etwa gleich viele Samenzellen mit einem X- oder Y-Chromosom. Trifft eine Samenzelle mit einem X-Chromosom auf

eine Eizelle, ergibt das die Verbindung XX, also weibliches Geschlecht. Die Vereinigung der Eizelle mit einer Samenzelle, die ein Y-Chromosom enthält, führt zur »männlichen« Kombination XY, ein Junge wird geboren.

Aus Untersuchungen wissen wir, daß Samenzellen mit einem X-Chromosom weniger aktiv und beweglich, dafür aber langlebiger sind, während jene mit einem Y-Chromosom sehr aktiv und beweglich, aber kurzlebiger sind. Findet der befruchtende Geschlechtsverkehr drei bis vier Tage vor dem Eisprung statt, sind die männlichen Samenzellen mit Y-Chromosomen größtenteils abgestorben, so daß mit hoher Wahrscheinlichkeit ein Mädchen geboren wird. Beim befruchtenden Geschlechtsverkehr kurz vor, während und nach dem Eisprung kommt es mit ähnlich hoher Wahrscheinlichkeit zu einer XY-Kombination, weil die Samenzellen mit einem Y-Chromosom beweglicher und aktiver sind, den Weg zur Eizelle also schneller als die X-Samenzellen zurücklegen. Zwei Tage vor dem Eisprung dagegen ist keiner dieser Faktoren einflußreich genug, um das zukünftige Geschlecht zu bestimmen, es bleibt also bei einer Patt-Situation.

Vieles spricht heute schon dafür, daß diese Arbeitshypothese richtig ist.

Die Vorprogrammierung von Wunschkindern nach Dr. Benendos Methode wird fast ausschließlich unter Wissenschaftlern diskutiert, der breiten Öffentlichkeit dagegen wurde sie bislang vorenthalten. Das hängt mit der heute immer häufiger aufgeworfenen Frage nach der Legalität des Machbaren zusammen. Anders gesagt: Dürfen wir alles Machbare auch tatsächlich machen? Konkreter ausgedrückt steht dahinter die Sorge, daß Benendos Methode das natürliche Geschlechtsverhältnis von 106 Knabengeburten auf 100 Mädchengeburten zu nachhaltig durcheinanderbringen könnte. Es gibt in der Menschheitsgeschichte ja genug Beispiele für das Unheil, das der Mensch anrichtet, wenn er der Natur ins Handwerk pfuscht.
Andererseits wissen wir aber auch, wie wichtig es für ein Kind ist, von seinen Eltern uneingeschränkt angenommen zu werden. Wunschkinder haben naturgemäß bessere Aussichten auf eine harmonische Kindheit und damit auch auf eine stabilere seelische Verfassung im Erwachsenenalter.

In erster Linie kommt es darauf an, die Chancen, die Dr. Benendos Erkenntnisse uns bieten, verantwortungsbewußt zu nutzen. Wenn keine besonderen Umstände vorliegen, sollte man deshalb wenigstens das Geschlecht des ersten oder der ersten beiden Kinder dem Zufall – das heißt natürlich dem Biorhythmus – überlassen. Aber schon beim zweiten Kind kann die ja ohnehin nicht absolut sichere Vorprogrammierung des Geschlechts eher toleriert werden. Ab dem dritten Kind ist es den meisten Eltern nach demoskopischen Umfragen ohnehin weitgehend gleichgültig, ob es ein Junge oder ein Mädchen wird.

Sinnvoll und uneingeschränkt zu bejahen ist die Geschlechtsvorprogrammierung dann, wenn in einer Familie Erbkrankheiten vorkommen, die entweder nur auf Mädchen oder nur auf Jungen übertragen werden können. Dazu gehört zum Beispiel die Bluterkrankheit. Frauen sind zwar Träger dieses Blutgerinnungsdefekts, bei ihnen kommt die Krankheit in der Regel aber nicht zum Ausbruch. Deshalb kann man nach Benendos Methode versuchen, von vornherein die Geburt eines potentiell kranken Jungen auszuschließen, ohne auf weibliche Kinder verzichten zu müssen.

Die Wetterfühligkeit

Wir leben in einem Meer von natürlichen und künstlichen elektrischen Schwingungen, die wir mit unseren beschränkten fünf Sinnen überhaupt nicht wahrnehmen können. Ihre Auswirkungen auf Körper, Geist und Seele lassen sich heute erst ahnen, da Vorurteile lange Zeit eine intensive Erforschung dieser Phänomene verhinderten und auch heute noch behindern. Immerhin kennen wir heute eine der Wirkungen dieser elektrischen Felder mit Sicherheit – ihren Einfluß auf den Gang der inneren Uhren, der in den beiden Andechser Bunkerwohnungen experimentell nachgewiesen wurde.
Jede Wetterlage führt zu einem ganz bestimmten natürlichen Elektroklima. Das gilt für beständige Wetterverhältnisse ebenso wie für allmähliche Wetteränderungen oder jähe Wetterstürze. Das Elektroklima erklärt teilweise, weshalb das Wetter individuell unterschiedlich stark unser allgemeines Wohlbefinden, die Stimmung und das Leistungsvermögen beeinflußt. Manche Wettersituationen wirken harmonisierend auf die inneren Uhren und sorgen für Wohlbefinden, andere desynchronisieren den Gang der biologischen Zeitgeber und rufen so ein buntes Symptomenbild hervor, das unter dem Oberbegriff der Wetterfühligkeit zusammengefaßt wird. Neben den elektroklimatischen Verhältnissen wirken aber auch noch andere Wetterfaktoren auf uns ein; man denke an Luftdruck, Luftfeuchtigkeit, Temperatur und Sonneneinstrahlung. Sie betreffen nicht direkt die inneren Uhren, sondern vor allem das vegetative Nervensystem und das Herz-Kreislauf-System. Diese beiden Organsysteme werden gleichzeitig auch von den je nach Wetterlage veränderten Biorhythmen beeinflußt.
Uns interessieren hier nur die Zusammenhänge zwischen Elektroklima und inneren Uhren, obwohl sie sich natürlich nicht streng isoliert von den anderen Wetterfaktoren betrachten lassen.
Die meisten Menschen fühlen sich bei beständiger Hochdruckwetterlage am wohlsten, sofern die Temperaturen dabei nicht zu hoch klettern und die Luftfeuchtigkeit sich im Rahmen der Norm

bewegt. Wahrscheinlich wirkt das dabei vorhandene stabile Elektroklima harmonisierend auf die Biorhythmen der Mehrzahl aller Menschen.
Tiefdruckwetterlagen mit ihrem veränderten Elektroklima dagegen werden von den meisten Menschen schlechter vertragen. Das beginnt schon, wenn ein Tief naht. Dann nimmt vor allem die Zahl der Kreislaufbeschwerden deutlich zu. Bestehen bereits Kreislaufstörungen, verschlimmern sie sich spürbar. Wenn das Tief wieder abzieht, beobachtet man gehäuft vor allem Koliken und Verkrampfungen. Dazwischen liegt die ganze Palette der anderen Wetterbeschwerden, die wir später noch kennenlernen.
Das Institut für Klimaphysiologie der Universität Freiburg konnte tierexperimentell einen der Gründe für diese Auswirkungen von Schlechtwetterlagen nachweisen. Wie wir weiter vorn schon feststellten, verfügt jede einzelne Körperzelle über ihre eigene biologische Uhr. Die elektroklimatische Schlechtwetterstrahlung führt nach den Freiburger Versuchen mit Mäusen dazu, daß zumindest die »Zelluhren« der Leber desynchronisiert werden. Sie gehen nach und vermindern die lebenswichtige Zellatmung um etwa 42 Prozent. Ob das auch für andere Körperzellen gilt oder nur für die besonders sauerstoffhungrigen Leberzellen, ist noch nicht bekannt. Mit großer Wahrscheinlichkeit kann dieses Ergebnis wenigstens prinzipiell auch auf den Menschen übertragen werden, denn das System der inneren Uhren und ihrer Veränderung durch elektroklimatische Einflüsse gilt universal für Pflanze, Tier und Mensch. Nur wissen wir noch nicht, ob beim Menschen auch die Leberzellen von einer Schlechtwetterstrahlung besonders betroffen werden, wie es bei den Mäusen der Fall ist.
Neben Hoch- und Tiefdruck-Wetterlagen unterscheiden die Medizinmeteorologen noch eine dritte wichtige (vielleicht die wichtigste) Witterung, das »Nullwetter«. Darunter versteht man Wettersituationen mit unbewegter Luft, Schwüle oder Nebel und einer Dunstglocke, unter der sich Abgase und andere Umweltschadstoffe zunehmend konzentrieren. Hier wirken neben den chronobiologisch wichtigen elektroklimatischen Faktoren und den anderen üblichen Wettereinflüssen also besonders massiv noch andere Komponenten. Das erklärt, weshalb solche Wettersituationen besonders deutliche Beschwerden hervorrufen. Dazu gehören vor allem Herzbeschwerden (auffallend häufig Herzinfarkte), Fehlfunktionen des vegetativen Nervensystems mit Gereiztheit, Aggressivität, Überempfindlichkeit, depressiven Verstimmungen, Blutungen, allergischen Reaktionen und vermehrten Selbstmordversuchen.

Für Wetterumschwünge gilt ganz allgemein, daß sie zu Nervosität, Reizbarkeit, Abgespanntheit, verminderter Reaktionsfähigkeit und Leistungsschwäche führen. Das kann sich bereits Stunden bis Tage vor einem Wetterumschwung bemerkbar machen, weil die elektroklimatischen Veränderungen den sichtbaren Wetterumstellungen oft weit vorauseilen. Die inneren Uhren werden also »verstellt«, noch ehe der Wetterbericht auf den bevorstehenden Wechsel aufmerksam macht.

Eine ganze Reihe von Beschwerden kann nicht so eindeutig bestimmten Veränderungen des Wetters zugeordnet werden, sondern tritt praktisch bei jeder Wetterveränderung auf. Dazu gehören Schmerzanfälle in Gelenken (Rheuma, Gicht), Augen (dann Verdacht auf Grünen Star), die Phantomschmerzen in Gliedern oder Organen, die amputiert wurden, also eigentlich überhaupt nicht mehr schmerzen können, Kopfschmerzen und Migräne. Auch die Zahl der Thrombosen und Embolien sowie der Schlaganfälle nimmt erheblich zu. Bei Operationen treten häufiger Komplikationen auf. Man kann in der Übergangszeit zwischen zwei Wetterlagen auch einen Anstieg der Todesfälle insgesamt nachweisen.

Nicht nur in der Medizin, auch in der Rechtsprechung wird das Wetter gelegentlich schon berücksichtigt. Kriminalstatistische Untersuchungen ergaben nämlich einen Zusammenhang zwischen der bekannten Föhn-Wetterlage und der Zunahme krimineller Handlungen. Deshalb werden zum Beispiel in Innsbruck Straftaten, die bei Föhn begangen wurden, von den Gerichten milder beurteilt. Vermutlich gilt der Föhn aber auch andernorts oft stillschweigend als »mildernder Umstand«.

Leider hat sich der Einfluß des Wetters auf unser Verhalten im Straßenverkehr – insbesondere auf das Reaktionsvermögen – in der Rechtsprechung und bei den für die Verkehrssicherheit zuständigen Institutionen und Politikern noch nicht »herumgesprochen«. Dabei liegen gerade hierzu schon besonders aufschlußreiche Untersuchungen vor. Eine davon beweist, daß die elektroklimatischen Veränderungen, die einem Wetterumschwung vorangehen, unsere biorhythmusabhängige Leistungs- und Reaktionskurve in der Zeit von vier Stunden vor bis vier Stunden nach dem Wettersturz um durchschnittlich 20 Prozent senkt. Dem entspricht, daß in diesem Zeitraum häufiger Unfälle durch menschliches Versagen auftreten. Aber bisher wird diese Tatsache bei der Verurteilung der am Unfall Schuldigen noch nicht berücksichtigt,obwohl sie gerade jene Fälle von schwerem menschlichem Versagen im Verkehr erklären könnte, die anscheinend überhaupt nicht zu verstehen sind (und relativ oft besonders hart bestraft werden).

Eine andere Untersuchung der Zentralen Medizinmeteorologischen Forschungsstelle in Freiburg weist sogar einen Zusammenhang zwischen Unfallflucht und den durch das Wetter gestörten inneren Uhren nach, der so eindeutig ist, daß er unbedingt bei der Strafzumessung als mildernder Umstand berücksichtigt werden müßte. Die Wissenschaftler analysierten in ihrer Studie die Statistik der Verkehrsunfälle im Bereich der Verkehrsinspektion Saarbrükken zwischen dem 15. Juli 1969 und dem 31. Dezember 1973. In diesen 1119 Tagen ereigneten sich insgesamt 18302 Unfälle. In 1555 Fällen beging ein Beteiligter Unfallflucht. Diese Fälle interessierten die Wissenschaftler besonders. Sie stellten eine statistische Beziehung zu jenen Wetterlagen her, die für ihre negative Wirkung auf die Leistungs- und Reaktionsfähigkeit bekannt sind. Ihre Berechnungen ergaben einen Anstieg der Unfallfluchtdelikte bei solchen Wetterverhältnissen um 20 bis 34 Prozent. Bei Glatteis lag die Zahl der Fahrerfluchtdelikte sogar um 50 Prozent über der Norm, zum Teil wohl eine Folge der bei solchen Straßenverhältnissen häufigeren Unfälle, teilweise aber auch aus den bei Glatteis meist stärker auftretenden biotropen Einflüssen zu erklären.
Sicher ist das Wetter nicht allein schuld, wenn jemand sich im Straßenverkehr rücksichtslos, aggressiv und unverantwortlich verhält, sich und andere gefährdet, einen Unfall verursacht und dann auch noch Fahrerflucht begeht. Unser Verhalten im Straßenverkehr wird von vielen Faktoren gesteuert – Stimmung, Geltungsbedürfnis, Zorn, Übermüdung, Alkohol, Arzneimittel, bei Unfallflucht zusätzlich Schock und Angst vor den Folgen sind einige davon. Die biotropen Faktoren dürfen daneben aber nicht mißachtet werden. Wenn sie stark genug sind, um die Zahl der Unfälle und Fahrerfluchtdelikte deutlich ansteigen zu lassen, dann müssen sie gerechterweise auch von den Gerichten gebührend zugunsten der Schuldigen beachtet werden.
Aus dem Zusammenhang zwischen Wetter und Verkehrsverhalten lassen sich aber auch noch andere Konsequenzen ziehen. Der Wetterbericht kann – wenn man ihn auch unter dem biorhythmischen Aspekt betrachtet – für den einzelnen Autofahrer zur Ermahnung werden. Er sollte bei biotropen Witterungsverhältnissen mehr Aufmerksamkeit und Vorsicht walten lassen, nicht nur dann, wenn Nebel, Schnee oder Glatteis das ohnehin erfordern. Ähnlich wie bei der Berechnung der kritischen Tage der drei Grundrhythmen kann also auch der richtig verstandene Wetterbericht einen Beitrag zur Verkehrssicherheit leisten – insbesondere natürlich bei den Menschen, die unter stärkerer Wetterfühligkeit leiden. Vielleicht lassen sie bei bestimmten Wetterverhältnissen ihr Auto in der

Garage, weil sie einen biotropen kritischen Tag ihrer inneren Uhren rechtzeitig erkennen.
Und da die verminderte Leistungs- und Reaktionsfähigkeit sich natürlich nicht nur im Verkehr, sondern auch am Arbeitsplatz und in allen anderen Lebensbereichen auswirkt, erscheint es sinnvoll, sich bei biotropie-verdächtigen Wettervorhersagen ganz allgemein so wie an einem kritischen Tag in einem Grundrhythmus zu verhalten. Das verhindert zwar nicht die Wetterfühligkeit, beugt aber ihren Folgen vor.
In der Medizin muß das Wetter vor allem diagnostisch teilweise berücksichtigt werden. In erster Linie gilt das nach bisherigem Wissen für Blutdruck und Blutsenkung, zwei Standarduntersuchungen in der ambulanten Praxis. Wahrscheinlich wirkt sich das Wetter auch noch auf andere Befunde aus; dazu gibt es bisher aber noch zu wenig sichere Anhaltspunkte.
Der Blutdruck, ohnehin ziemlich unstabil und durch zahlreiche Einflüsse leicht zu verändern, richtet sich auch nach den Außentemperaturen. Bei warmem Wetter liegt er niedriger, bei kühleren Temperaturen erhöht er sich. Wenn das – wie leider üblich – nicht berücksichtigt wird, kann die Diagnose verfälscht werden.
Gleiches gilt für die Senkungsgeschwindigkeit der roten Blutkörperchen, die diagnostisch vor allem bei Entzündungen, Rheuma, Herzerkrankungen, Magengeschwüren, fieberhaften Infektionskrankheiten und Gelbsucht von Bedeutung ist. An warmen Tagen sinken die roten Blutkörperchen schneller, als in den Lehrbüchern als Norm angegeben wird, bei kühler Witterung dagegen langsamer. Die Unterschiede können gleichfalls so groß sein, daß sie für die Diagnose bedeutsam werden.
Das Wetter beeinflußt uns alle, indem es Biorhythmen und eine ganze Reihe anderer Lebensfunktionen günstig oder negativ verändert. Über die positiven Auswirkungen brauchen wir uns den Kopf nicht zu zerbrechen, sie sind ja erwünscht. Ob wir die unangenehmen Folgen deutlich fühlen oder überhaupt nicht bewußt wahrnehmen, können wir innerhalb gewisser Grenzen selbst mitbestimmen. Erfahrungsgemäß betrifft die spürbare Wetterfühligkeit vor allem Menschen, die durch bereits bestehende Schwächung oder Erkrankungen die elektroklimatischen und andere Wetterreize nicht mehr ausreichend abfangen und so ausgleichen können, daß sie vom Wetter nicht fühlbar beeinflußt werden. Dazu gehören ältere Menschen, solche mit chronischen Krankheiten, Genesende, durch Mangelernährung, Überarbeitung und ähnliche Faktoren Geschwächte, vor allem das Heer derer, die unter vegetativer Labilität (volkstümlich Nervosität oder Nervenschwäche genannt) leiden.

Aus diesem Wissen ergeben sich Ansatzpunkte für eine Milderung der Wetterfühligkeit. Chronische Erkrankungen müssen so weit wie möglich durch fachmännische Therapie gebessert oder ausgeheilt werden. Ältere Menschen können durch vernünftige Lebensweise dafür sorgen, daß ihre geschwächten Abwehrkräfte gegen den Wetter-Streß gestärkt werden. Bei von Krankheiten Genesenden wird die Wetterempfindlichkeit in der Regel von alleine verschwinden, sobald ihre Erkrankung vollends ausgeheilt ist. Alle Ursachen von Schwächezuständen, insbesondere übermäßiger Streß und falsche Ernährung, müssen konsequent abgebaut werden. Bei Labilität des vegetativen Nervensystems steht im Vordergrund eine ausgeglichene, vernünftige Lebensführung mit vollwertiger Ernährung, ausreichend Entspannung und Schlaf und genügend Bewegung an der frischen Luft. Ergänzt wird das durch Abhärtung, die vor allem das Nervensystem und die Gefäßregulationen trainiert. Zu empfehlen sind kalte Duschen oder Kneippgüsse (vor allem Kniegüsse). Ungeübte können mit warmem Wasser beginnen, nach einer gewissen Eingewöhnungszeit auf Wechselanwendungen (warm – kalt im Wechsel) übergehen und schließlich nur noch Kaltwasseranwendungen durchführen. Natürlich dauert es einige Zeit, ehe die Wirkung deutlich spürbar wird. Durch Konsequenz kann man auf diese Weise aber fast immer eine Besserung der vegetativen Labilität und damit auch der Wetterfühligkeit erreichen.
Grundsätzlich sollten alle Menschen mit stärkerer Wetterfühligkeit immer durch gründliche fachmännische Untersuchung klären lassen, ob und welche organischen Ursachen dahinter stehen. Der Therapeut kann vorübergehend zur unterstützenden Behandlung auch Arzneimittel verordnen. Auf Dauer darf man von Schmerz-, Beruhigungs- oder Anregungsmitteln allerdings keine durchgreifende, bleibende Besserung erwarten. Sie decken nur die Symptome zu, die eigentlichen Ursachen dagegen werden kaum beeinflußt.
Eine in allen Fällen von Wetterfühligkeit angezeigte, bewährte zusätzliche Selbsthilfe bietet das Autogene Training. Wir haben diese Selbstentspannungs- und Selbstbeeinflussungstechnik schon mehrfach genannt, weil sie sich erfahrungsgemäß immer eignet, wenn die Biorhythmen Beschwerden hervorrufen und die inneren Uhren aus dem Gleichtakt geraten sind. Zwar kann man durch das Autogene Training die inneren Uhren nicht direkt wieder synchronisieren, aber die Auswirkungen auf das Allgemeinbefinden (vor allem auf das vegetative Nervensystem) mildern. Dadurch wird die Phase der Anpassung der inneren Uhren an veränderte äußere Bedingungen erleichtert und verkürzt. Selbst wetterbedingte Phan-

tomschmerzen, die erfahrungsgemäß sehr quälend und ungemein schwer zu mildern sind, kann der im Autogenen Training Erfahrene oft noch erstaunlich gut beeinflussen, wenn nicht gar vollständig beseitigen.
Ein gutes Buch über autogenes Training, besser noch ein Gruppenkurs an der Volkshochschule, und regelmäßiges Üben zu Hause schaffen die Voraussetzungen für den baldigen ersten Erfolg beim autogenen Training. Später gelingen die Übungen dann immer schneller und besser. Viele AT-Geübte wollen auf das gekonnte Training überhaupt nicht mehr verzichten, es ist für sie zu einer guten Gewohnheit geworden.
Wer mit den Übungen nicht zurechtkommt oder so stark unter dem Wetter-Streß leidet, daß ausgeprägtere körperliche und/oder seelische Symptome auftreten, sollte das Autogene Training im Einzelunterricht beim Therapeuten erlernen. Unter bestimmten Voraussetzungen übernehmen die gesetzlichen Krankenkassen die Kosten.

Jahreszeitlich gehäuft auftretende Krankheiten

Wir wissen bisher noch sehr wenig von den annualen Biorhythmen, da sich die Chronobiologie zunächst vor allem auf kürzere, auffälligere und auch leichter zu untersuchende Rhythmen konzentrierte. Immerhin gibt es aber genügend Hinweise darauf und praktische Erfahrungen, so daß man die Existenz solcher langen Jahresrhythmen als gesichert ansehen kann.
Die folgenden Informationen erheben keinen Anspruch auf Vollständigkeit. Vermutlich gibt es viel mehr Jahresrhythmen, als wir heute schon absehen können. Es hieße aber, sich auf Spekulationen einzulassen, wollte man über die bisher gesicherten Erkenntnisse hinaus ohne ausreichende Beweise bestimmte Phänomene schon jetzt als Folgen einer annualen Biorhythmik erklären. Die Zukunft muß zeigen, ob manches, das heute noch nicht zu verstehen ist, sich einmal als Ausdruck solcher Langzeitrhythmen erweist.
Besonders auffällig und medizinisch bedeutsam sind die jahreszeitlich gehäuft auftretenden Krankheiten. Kritiker der Chronobiologie wenden dagegen zwar ein, daß dahinter keine Biorhythmen stehen, sondern die typischen Veränderungen der Wetterverhältnisse in den vier Jahreszeiten. Selbstverständlich spielen sie auch eine bedeutende Rolle bei den saisontypischen Erkrankungen. Andererseits konnte aber nachgewiesen werden, daß unabhängig vom Wetter Jahresrhythmen vorhanden sind. Sie verändern zum Beispiel auch den Blutdruck und labordiagnostische Werte und tragen ebenso sicher (wenn auch nicht allein) mit dazu bei, daß wir je nach Jahreszeit für bestimmte Erkrankungen besonders empfänglich sind. Wie diese Überempfindlichkeit zustande kommt, ist freilich noch nicht sicher geklärt.
Zu den typischen Krankheiten durch Einfluß der Jahresrhythmen gehören:

- *Verschlimmerung chronischer rheumatischer Beschwerden*

Nach einer Untersuchung des Instituts für medizinische Physik der Medizinischen Fakultät in Pilsen (Tschechoslowakei) erleben

Rheumatiker im jahreszeitlichen Rhythmus zwei Höhepunkte ihrer Beschwerden, den ersten zwischen März und Mai, den zweiten ab September bis November. Im Sommer lassen ihre Beschwerden spürbar nach, die geringsten Symptome treten aber im Winter zwischen Dezember und Februar auf. Die tschechischen Wissenschaftler dachten bei dieser Beobachtung zunächst natürlich an einen Zusammenhang mit den Wetterverhältnissen und bezogen deshalb auch die biotropen Faktoren mit in ihre Studie ein. Obwohl das Wetter zweifellos spürbar das Befinden des Rheumatikers beeinflussen kann, erklärte es nicht diese jahreszeitlichen Schwankungen. Erst die Annahme eines annualen Biorhythmus konnte das Phänomen zufriedenstellend erklären.

- *Erhöhtes Operationsrisiko*

Erste Hinweise darauf ergaben sich aus Erfahrungen an der Chirurgischen Universitätsklinik Heidelberg mit Blutungen und Wundinfektionen nach operativer Behandlung von Magengeschwüren. Danach richtet sich das Risiko nachoperativer Komplikationen nicht allein nach den bisher bekannten Faktoren (wie Alter, Allgemeinzustand und Schwere des Eingriffs), vielmehr besteht ein deutlicher Zusammenhang zwischen Komplikationen und Jahreszeit. Von April bis September traten die genannten Komplikationen bei 2,2 bis 5,8 Prozent der Operierten auf, ab Oktober bis März schnellte diese Zahl sprunghaft auf rund 15 Prozent empor. Die untersuchten Fälle waren statistisch alle miteinander vergleichbar, was das Patientengut und die Bedingungen während der Operation anging. Eine vernünftige Erklärung für dieses Phänomen gibt es nicht, wenn man nicht einen annualen Biorhythmus als Ursache annimmt.

- *Gehäuftes Auftreten von Infektionskrankheiten*

Wir erleben es jedes Jahr, daß ab Herbst bis ins Frühjahr hinein gehäuft Erkältungskrankheiten auftreten. Darum geht es hier aber nicht, denn bei dieser Art von Infektionskrankheiten stehen die Witterungsverhältnisse eindeutig im Vordergrund der Ursachen. (Das schließt nicht aus, daß ein bisher noch nicht nachgewiesener Jahresrhythmus auch mit dazu beiträgt.) Zweifelsfrei bewiesen wurde eine annuale Biorhythmik aber für Salmonelleninfektionen. Bekanntlich treten diese Darminfektionen mit unterschiedlich schwerem Krankheitsbild (auch Typhus gehört dazu) bevorzugt während der warmen Jahreszeit auf. Selbstverständlich hängt das auch damit zusammen, daß die Krankheitserreger im Sommer wegen der Witterungsverhältnisse günstigere Lebens- und Verbreitungsbedingungen vorfinden, aber nicht allein damit. Hinzu kommt, daß der menschliche Organismus im Sommer zwei- bis dreifach anfälliger für die Infektion mit solchen Erregern ist als im Winter. Auch dahinter steht also eine biologische Jahresuhr. Ob es ähnliche Zusammenhänge auch für andere Infektionskrankheiten gibt, konnte bisher noch nicht sicher geklärt werden, wird aber vermutet.

Diagnostisch ist es vor allem von Bedeutung, daß Blutdruck und Blutsenkung unabhängig vom Wetter einem Jahresrhythmus unterliegen. Die Blutkörperchen-Senkungsgeschwindigkeit liegt im Sommer über der Norm, gleichgültig ob kühles oder heißes Wetter herrscht, und ist im Winter verlangsamt. Der Blutdruck dagegen erreicht im Winter höhere Werte als im Sommer, wiederum unabhängig von den Temperaturen und anderen Witterungseinflüssen. Unter Umständen fallen solche Schwankungen deutlich genug aus, daß sie eine Diagnose erschweren oder verfälschen.

Ein letzter Jahresrhythmus, der uns vor allem in der kühleren Jahreszeit sehr zu schaffen machen kann, ist noch interessant und erforscht genug, um ihn hier ausführlicher vorzustellen. Er ist verantwortlich dafür, daß wir uns von November bis März in einem Stimmungs- und Leistungstief befinden, tiefer als sonst und oft bis zu 30 Minuten länger pro Tag schlafen (wenn man uns läßt).

Hervorgerufen werden diese individuell unterschiedlich stark ausgeprägten, aber bei fast jedem Menschen vorhandenen Veränderungen durch eine innere Uhr, die nach der bisherigen Arbeitshypothese der Chronobiologen etwa ab November alle Körperfunktionen auf eine Art »Winterschlaf« umstellt. Das ist wahrscheinlich notwendig, damit sich bestimmte Zellbestandteile regenerieren können. Wenn man die drei kürzeren Grundrhythmen zum Vergleich heranzieht, dann befinden wir uns mit dieser Jahresrhythmuskurve von April bis Oktober in einer Art Plus- (Aktivitäts-) phase, spätestens ab November bis zum nächsten Frühjahr in einer Minus- (Regenerations-) phase. Ob bei der Umstellung auch eine Art »kritischer Tage« auftritt, ist bisher nicht sicher bekannt, aber vorstellbar.

Die biologische Jahresuhr benötigt zu diesen Umstellungen einen noch nicht exakt zu definierenden »Gelbstoff«. Er kommt in allen Körperzellen vor und kann unter dem Mikroskop sichtbar gemacht werden. Seine Färbung hängt vom »Lichtmittel« eines Tages ab. Je länger der Tag dauert, desto heller ist die Gelbfärbung. Im Frühjahr und Sommer kommt der Gelbstoff als hellgelbe Substanz nur in geringer Konzentration in den Zellen vor. Im Herbst und Winter dagegen häuft er sich als dunkelgelber Stoff in den Zellen an und führt zu Trägheit, Antriebs- und Leistungsschwäche, Entschluß-

mangel, Schwächung der Willenskraft, Gereiztheit, depressiven Verstimmungen, Angstzuständen und (wahrscheinlich) auch zum vermehrten Schlafbedürfnis. Wie deutlich wir diese Folgen spüren, ist individuell verschieden, weil natürlich auch noch andere Faktoren dabei mitwirken.
Viele Menschen verschlimmern von der Ernährung her noch ihr Herbst-Winter-Tief. Der berüchtigte »Winterspeck«, über den viele im Frühjahr jammern, erklärt sich ja immer aus der Gewohnheit, mehr als notwendig zu essen. Dazu bietet der Winter mit seinen vielen Festtagen genügend Gelegenheit. Außerdem wirkt Essen beruhigend und ausgleichend, wenn man unter Depressionen und Ängsten leidet. Und nicht zuletzt kommt es zur Gewichtszunahme, weil die Menschen im Herbst und Winter häufiger zu Hause bleiben und dann die Versuchung groß ist, nebenbei etwas zu knabbern. Eigentlich wäre das aber nicht so wichtig für Gesunde, denn mit der Frühjahrskur kann man die angesammelten Pfunde bald wieder abbauen. Leider führt die übermäßige Kalorienzufuhr aber dazu, daß die Konzentration des Gelbstoffs in den Zellen noch weiter ansteigt. Bei reichlichem Fettverzehr kann sie sich bis zum Siebenfachen der üblichen Winter-Konzentration erhöhen. Dadurch wird das allgemeine Herbst-Winter-Tief noch verstärkt. Welche praktischen Konsequenzen kann man aus diesen Erkenntnissen für sich persönlich ziehen?
Zunächst im Grunde die gleichen, die bei Minusphasen und kritischen Tagen der drei Grundrhythmen angebracht sind. Man sollte vor allem nicht versuchen, gegen die biologische Jahresuhr zu leben, sondern sich durch eine ruhigere Lebensweise ohne Überforderungen so weit wie möglich anpassen. Bei der Ernährung achtet man im Winter besonders darauf, die täglich notwendige Kalorienzufuhr (insbesondere die Fettmenge) nicht oder wenigstens nicht gewohnheitsmäßig zu überschreiten, damit die Gelbstoffkonzentration in den Zellen nicht unnötig weiter ansteigt. Schließlich sollte man sich bei der Tageseinteilung noch die Beobachtung zunutze machen, daß der Gelbstoff in den Zellen während des Schlafs um etwa ein Drittel verringert wird. Erst im Laufe des Vormittags steigt die Konzentration wieder an und erreicht am späten Nachmittag und Abend ihr Maximum. Es empfiehlt sich also (soweit sich das mit den anderen Biorhythmen und den Pflichten des Alltags in Einklang bringen läßt), morgens frühzeitig mit der Arbeit zu beginnen, damit man nachmittags, wenn der Gelbstoff stärker wirksam wird, auch früher damit aufhören kann. Unbedingt sollte man auf ausreichend Schlaf achten, denn nur dann kann die Gelbstoffkonzentration über Nacht deutlich absinken.

Biorhythmen in der Medizin

Die systematisch betriebene Chronobiologie gehört zwar zu den jüngsten »Zweigen« der Naturwissenschaften, aber sie hat längst das Stadium überschritten, in dem sie noch als »akademisches Glasperlenspiel« oder gar »wissenschaftlich verbrämter Hokuspokus« bezeichnet werden konnte. Wer das heute noch tut, disqualifiziert sich damit selbst. Die handfesten Versuchsergebnisse, Erfahrungen und Beobachtungen der Chronobiologen lassen sich nicht mehr leugnen und stellen manche scheinbar festgefügte Lehrmeinung in Frage oder werfen sie über den Haufen. Das gilt auch für die Medizin.

Gerade auf diesem Gebiet, das den Menschen besonders direkt betrifft – geht es doch um seine Gesundheit, manchmal um sein Leben –, wird die Chronobiologie aber noch sträflich mißachtet. »Unwissenheit – Trägheit – Kriminelle Nachlässigkeit« – mit dieser harten, aber nicht übertriebenen Beurteilung beschrieb Professor Franz Halberg, Präsident der Internationalen Gesellschaft für Chronobiologie, einmal die Einstellung der offiziellen Medizin zur Biorhythmik. Das war im Sommer 1973 bei einem Kongreß in Hannover. Viel hat sich seither trotz der Fortschritte der Chronobiologie nicht geändert. Zwar schnitt die bedeutendste Fortbildungsveranstaltung für Ärzte, der Deutsche Therapiekongreß in Karlsruhe, das Thema im Jahre 1981 einmal kurz an, in den Praxen, Labors und Kliniken blieb die Chronobiologie aber bis heute ein Fremdwort.

Um so größere Bedeutung kommt der Autorhythmometrie zu, also der Aufzeichnung von rhythmisch wiederkehrenden Körperfunktionen, die auch der medizinische Laie selbst einfach messen kann. Darüber und über einige andere wichtige Aspekte der Biorhythmen für die Medizin wollen wir im folgenden berichten. Autorhythmometrie kann zwar den mit der Chronobiologie vertrauten Therapeuten nicht ersetzen, aber immerhin einen Anfang schaffen, damit die Biorhythmik auch in der Medizin bald »hoffähig« wird.

Rhythmusgerechte Arzneimittel-Einnahme – bessere Heilungschancen

Wirksamkeit und Nebenwirkungen eines Arzneimittelwirkstoffs hängen von verschiedenen Faktoren ab, auf die wir hier nicht weiter einzugehen brauchen. In der Regel wird der für die Zulassung eines Medikaments notwendige Nachweis der Wirksamkeit und Unschädlichkeit durch Tierversuche erbracht. Wie wenig aussagefähig solche Tierversuche sind, wie oft sie eine trügerische Arzneimittelsicherheit vorspiegeln, das beweist die Kette von Arzneimittelskandalen, die seit der Contergan-Katastrophe nicht mehr abreißt. Contergan war im Tierversuch gut verträglich; die furchtbaren Folgen der tierexperimentell gewonnenen scheinbaren Sicherheit, die für den Menschen unter bestimmten Umständen nicht galt, kennen wir alle. Penicillin hingegen, dem viele Menschen ihr Leben verdanken, wäre vermutlich heute noch nicht in die Therapie eingeführt, wenn es Sir Alexander Fleming damals an Versuchskaninchen erprobt hätte. Diese gehen nämlich an Penicillin ein.

Die Übertragbarkeit tierexperimenteller Versuchsergebnisse auf den Menschen ist also sehr fraglich, weil sich Mensch und Tier eben nicht einfach vergleichen lassen. Viele Ergebnisse der Versuchstierforschung gelten nur für die Tierart, an der die Versuche vorgenommen wurden. Kritiker der Tierversuche gehen davon aus, daß nur etwa 5 Prozent aller Tierversuche dem Menschen wirklich nutzen. Das bedeutet, daß derzeit allein in der Bundesrepublik noch rund 13 Millionen Versuchstiere unnötig in den Labors sterben.

Die Chronobiologie deckte noch einen weiteren Faktor auf, der bisher bei Tierversuchen kaum berücksichtigt wird, obwohl er die Übertragung der Ergebnisse auf den Menschen zusätzlich in Frage stellen kann. Es geht um die unterschiedlichen Biorhythmen von Mensch und Tier. Bei den Laborversuchen werden die Schlaf-Wach-Rhythmen der Versuchstiere, ihre Aktivitäts- und Regenerationsphasen im cirkadianen Rhythmus, selbst dann kaum berücksichtigt, wenn sie ganz offensichtlich deutlich von den Biorhythmen des Menschen abweichen. Gerade Ratten, die häufig zu Versuchszwecken eingesetzt werden, sind als nachtaktive Tiere kaum mit dem tagaktiven Menschen zu vergleichen. Das kann aber ausschlaggebend für die Beurteilung eines Versuchsergebnisses sein. In verschiedenen Untersuchungen zeigte sich nämlich, daß ein Arzneimittel, das nachtaktiven Tieren am Tag verabreicht wurde, tödlich wirkte, während die Einnahme der gleichen oder sogar höhe-

ren Dosis in der Nacht ohne Nebenwirkungen blieb. Wenn schon Tierversuche vom Gesetzgeber noch vorgeschrieben sind, dann sollten sie wenigstens solche elementaren Beobachtungen der Chronobiologie berücksichtigen.
Davon abgesehen wissen wir aus Versuchen mit Mäusen aber auch, daß schon die Einnahme von Arzneimitteln am Tag zu unterschiedlichen Wirkungen und Nebenwirkungen führt. Vier Gruppen von je 20 Mäusen erhielten die gleiche Dosis eines Arzneimittels zu unterschiedlichen Zeiten, die erste Gruppe morgens um 8 Uhr, die anderen Gruppen jeweils im Abstand von vier Stunden zueinander, so daß die letzte Gruppe den Wirkstoff erst um 20 Uhr einnahm. Bei der ersten Gruppe zeigten sich keine Nebenwirkungen. Von den Mäusen der zweiten Gruppe, die das Arzneimittel um 12 Uhr erhielten, wurden einige dadurch krank. Bei der dritten Gruppe, die den Wirkstoff um 16 Uhr erhielt, kam es bei einigen Tieren bereits zu tödlichen Nebenwirkungen; die Mäuse der letzten (20-Uhr-) Gruppe starben alle an den Arzneimittelnebenwirkungen.
Sicher, das ist nur ein tierexperimentelles Ergebnis. Da Biorhythmen aber auch beim Menschen das Schicksal eines Arzneimittelwirkstoffs im Körper mitbestimmen, kann es prinzipiell auch auf ihn übertragen werden. Die Konsequenz daraus: Die stereotype Verordnung der gleichen Dosis eines Arzneimittels dreimal am Tag wird fragwürdig, in manchen Fällen vielleicht gar zum Kunstfehler. Privatdozent Dr. Kampffmeyer vom Pharmakologischen Institut der Universität München meint dazu:

> »Die stereotype Anordnung für Patienten, ein Arzneimittel dreimal täglich einzunehmen, ist eine übernommene Gewohnheit, die wider besseres Wissen weiter gepflegt wird. Da sich der Mensch dreimal am Tag zu Tisch begibt, erwartet der Therapeut seit alters her, daß sein Patient das Arzneimittel wie ein Nahrungsmittel mit den Mahlzeiten einnimmt. Unterstellt man, Dosis und Verweildauer eines Arzneimittels im Körper würden täglich eine dreimalige Gabe erforderlich machen, sollte man das auf einen Zeitraum von 24 Stunden beziehen. Das Arzneimittel müßte in achtstündlichen Intervallen etwa um 7, 15 und 23 Uhr eingenommen werden.«

»Dreimal täglich« ist also nicht unbedingt richtig, auch wenn es vom Arzneimittelhersteller empfohlen oder vom Therapeuten so verordnet wird. Sicher gibt es Medikamente, die auf diese Weise eingenommen werden sollen, weil sie vielleicht weitgehend unabhängig von den Biorhythmen wirksam sind. Unter Umständen kann das aber zu verheerenden Nebenwirkungen führen. Das beweist am besten die Cortison-Therapie.

Das Nebennierenrindenhormon Cortison wurde nach längerer Forschungsarbeit im Jahre 1948 in die Therapie eingeführt. Schon der erste praktische Versuch verhieß eine dramatische Wende in der Rheumatherapie. Die erste Patientin, der Cortison injiziert wurde, war seit Jahren ans Bett gefesselt. Sie litt unter schwerem Gelenkrheumatismus, der durch kein Arzneimittel mehr nennenswert gelindert werden konnte. Aber bereits zwei Tage nach der Cortisonspritze konnte die Frau wieder aufstehen, eine Woche später erledigte sie schon wieder selbständig und fast ohne Schmerzen Einkäufe in der Stadt.

Als die ersten Erfahrungen mit dem »Wundermittel« 1949 veröffentlicht wurden, feierte man die drei Väter der Cortisontherapie enthusiastisch. Und ein Jahr später erhielten der Arzt Dr. Hench, der Biochemiker Dr. Kendall (beide an der weltberühmten Mayo-Klinik in Rochester tätig) und der Schweizer Professor Dr. Reichstein (Universität Basel) schon den Nobelpreis verliehen. Eine wahre Cortison-Euphorie brach aus. Die pharmazeutische Industrie konnte die Nachfrage kaum decken, denn Cortison half nicht nur bei Rheuma, sondern auch bei einer ganzen Reihe anderer Krankheiten (Allergie, Hautleiden, Leberleiden und andere). Und bald fand man in den Labors auch chemische Abkömmlinge des Cortisons, die zum Teil noch besser wirksam waren.

Sehr schnell fiel dieser Rausch aber in sich zusammen, als sich immer häufiger ernste Nebenwirkungen der Cortisonspritze zeigten. Zwar half das Hormon sehr rasch und überzeugend, meist konnte es die Ursachen der Krankheiten aber nicht beseitigen. Deshalb war eine Langzeittherapie notwendig. Dabei traten zum Teil gefährliche Nebenwirkungen auf. Fettsucht, Vollmondgesicht, Akne und Impotenz waren (medizinisch betrachtet) noch die harmlosesten. Ernster wurde es, wenn sich der Blutdruck erhöhte, sich Zuckerkrankheit, Knochenerweichung, Muskelschwäche und allgemeine Abwehrschwäche einstellten oder bestehende Magengeschwüre zu bluten begannen oder gar durch die Magenwand in die Bauchhöhle durchbrachen. Auch Wunden heilten schlechter, bei Kindern traten Wachstumsstörungen auf, das ungeborene Kind im Mutterleib konnte geschädigt werden; bei einer kleinen Gruppe von Patienten veränderte Cortison sogar die Psyche und ließ Geisteskrankheiten ausbrechen.

Erst etwa zehn Jahre nach dem raschen Aufstieg und ebenso schnellen Niedergang des Cortisons wußte man mit Sicherheit, wo der Fehler zu suchen war. Wieder einmal hatte man die inneren

Uhren nicht beachtet und das Hormon stereotyp dreimal täglich verabreicht. Damit geriet die Therapie in Widerspruch zu dem Biorhythmus, der die Cortisonausschüttung aus der Nebennierenrinde steuert. Sie leistet ihre Hauptarbeit schon sehr früh am Tag. Morgens um 6 Uhr erreicht der Cortisonblutspiegel mit 20 Mikrogramm auf 100 Milliliter Blut sein Tagesmaximum. Bis mittags gegen 12 Uhr sinkt er auf etwa 5 Mikrogramm ab. Im weiteren Verlauf des Tages steigt er erneut an und erreicht gegen 18 Uhr mit 10 Mikrogramm auf 100 ml Blut seinen zweiten, schwächeren Tagesgipfel. Danach stellt die Nebennierenrinde bis zum nächsten Morgen weitgehend ihre Arbeit ein.
Die stereotype Verordnung »dreimal täglich« führte beim Cortison zu einem annähernd gleichen Blutspiegel während des ganzen Tages, der diesem biologischen Rhythmus entgegenlief. Der Körper reagierte darauf ähnlich wie auf eine ständige krankhafte Überfunktion der Nebennierenrinde, die zu den oben beschriebenen Symptomen führt. Die körpereigene Cortisonproduktion nahm immer weiter ab, die Nebennierenrinde begann zu schrumpfen. Wenn man die künstliche Cortisonzufuhr absetzte, kam es zu Ausfallerscheinungen. Außerdem zeigte sich dann, daß die cirkadiane Steuerung der körpereigenen Cortisonausschüttung ausgefallen und das komplizierte Steuerungssystem zwischen zentralem Nervensystem und Nebennierenrinde tiefgreifend gestört war.
Die Folgen der biorhythmuswidrigen Cortisontherapie waren zu offensichtlich, als daß sie hätten ignoriert werden können. Deshalb wird Cortison heute als praktisch einziges Arzneimittel rhythmusgerecht verabreicht, die therapeutisch notwendige Dosis also auf einmal am frühen Morgen eingenommen, wenn der Körper auf hohe Cortisonblutspiegel eingestellt ist. Die Zahl der ernsten Nebenwirkungen ging dadurch zurück, obwohl Cortison natürlich immer noch nicht zu den besonders gut verträglichen Arzneimitteln gehört und nur dann eingesetzt werden sollte, wenn die möglichen Risiken in einem vertretbaren Verhältnis zur Schwere der behandelten Erkrankung stehen.
Bei allen anderen Arzneimitteln dagegen achtet bis heute kaum jemand einmal auf die biorhythmusgerechte Anwendung. Erste Untersuchungsergebnisse der Chronobiologie, die das dringend nahelegen, werden ignoriert, weil die Folgen des stupiden »dreimal täglich« nicht so offenkundig wie bei der Cortisontherapie werden. Dabei gibt es nach Ansicht einer Reihe namhafter Wissenschaftler keinen vernünftigen Grund zu der Annahme, daß die beim Cortison beobachteten Zusammenhänge zwischen Nebenwirkungen und biorhythmuswidriger Einnahme nicht auch für viele andere

Medikamente zutreffen. Die Privatdozenten Dr. Retiene und Dr. Schulz von der Goethe-Universität Frankfurt sprachen das in einem Fachbeitrag auch ganz offen aus, als sie sagten: »Wir glauben nicht, daß diese Überlegungen nur für die Corticoidtherapie Gültigkeit haben.«

Allerdings darf man die »Schuld« kaum bei den niedergelassenen Ärzten suchen. Sie werden ja von den Forschern und der pharmazeutischen Industrie im Stich gelassen, wenn es um die rhythmusgerechte Einnahme von Arzneimitteln geht. Unter den zahlreichen Informationen, die ihnen jeden Tag auf den Schreibtisch flattern, finden sie so gut wie nie einen Hinweis darauf, wie ein Arzneimittel im Einklang mit der inneren Uhr verordnet werden sollte. Es ist verständlich, daß sie dann lieber beim gewohnten »dreimal täglich« bleiben, als sich auf Experimente einzulassen.

Die folgende Übersicht faßt kurz zusammen, welche Arzneimittel nach heutigem Wissen mit Sicherheit biorhythmusgerecht verabreicht werden sollten. Die Aufzählung erhebt keinen Anspruch auf Vollständigkeit. Wahrscheinlich müßten die meisten Arzneimittel rhythmusgerecht eingenommen werden, um in geringeren Dosen besser und unschädlicher zu wirken. Präzise weitere Empfehlungen sind bisher aber nicht möglich, weil es an der Grundlagenforschung fehlt.

Antiallergische Arzneimittel (außer Cortison): Allergische Reaktionen werden häufig durch Antihistaminika behandelt, das sind Medikamente, die der Wirkung des natürlichen Gewebshormons Histamin entgegenwirken. Diese Medikamente unterdrücken allerdings nur die Symptome der Allergie, Heilung ist davon nicht zu erwarten. Das spricht aber nicht gegen ihre Einnahme in den Fällen, wo die Ursachen der Allergie nicht eindeutig zu diagnostizieren und zu beseitigen sind. Es bedeutet für den Allergiker schon eine wichtige Hilfe, wenn er wenigstens Linderung seiner Beschwerden erfährt. Nun haben die Antihistaminika aber bei vielen Menschen eine unangenehme Nebenwirkung – sie machen müde, unter Umständen so stark, daß die Fähigkeit zur Teilnahme am Straßenverkehr oder zum Bedienen von Maschinen am Arbeitsplatz eingeschränkt wird. Das steht zwar nicht nur, aber auch mit dem Rhythmus der inneren Uhr in Zusammenhang, die den natürlichen Histaminblutspiegel im cirkadianen Rhythmus steuert. Nach den Beobachtungen der Chronobiologen wirken Antihistaminika am besten, wenn sie in einem »Stoß« spät abends verabreicht werden. Als optimal wirksam und verträglich erwies sich die Einnahme gegen Mitternacht. Um zu vermeiden, daß dadurch der individuelle Schlaf-Wach-Rhythmus durcheinandergerät, kann

man die Antihistaminika natürlich auch etwas früher einnehmen, am besten immer vor dem Schlafengehen. Wenn die Wirkung dieser einmaligen Verabreichung nicht den ganzen nächsten Tag anhält, kommen nach Bedarf tagsüber noch geringere Dosen des Arzneimittels zur Anwendung.
Durch diese rhythmusgerechte Einnahme der Antihistaminika erzielt man im allgemeinen eine verbesserte Wirkung mit weniger deutlich ausgeprägten Nebenwirkungen. Insbesondere Müdigkeit und Leistungsschwäche am Tag werden spürbar vermindert.
Schmerzlindernde Arzneimittel: Sie gehören zu den Medikamenten, die am häufigsten zur Selbstbehandlung eingenommen werden. Die Schmerzursachen können sie allerdings im allgemeinen weder beeinflussen noch beseitigen. Deshalb stehen nicht wenige Menschen dauernd unter dem Einfluß von Schmerztabletten, müssen die Dosis wegen der Gewöhnung allmählich steigern und gehen damit auch ein erhöhtes Risiko von Nebenwirkungen ein. Davor schützt nur die rechtzeitige fachmännische Untersuchung und gezielte Therapie der Schmerzursachen. Aber auch bei vorübergehender Schmerzmitteleinnahme können schon Nebenwirkungen auftreten. Deshalb empfiehlt es sich, diese Arzneimittel rhythmusgerecht anzuwenden; dann erzielt man bessere Wirkung und vermindert das Risiko von Nebenwirkungen. Rhythmusgerecht bedeutet bei Schmerzmitteln, daß man die im Tagesverlauf unterschiedliche Schmerzempfindlichkeit bei der Dosierung berücksichtigt. Sie ist morgens normalerweise am geringsten, so daß man zur Schmerzstillung nur eine geringere Dosis benötigt, als in den Beipackzetteln angegeben wird. Vielleicht kann man zunächst sogar ganz darauf verzichten. Im weiteren Verlauf des Tages nimmt die Schmerzempfindlichkeit allmählich weiter zu und erreicht gegen 18 Uhr ihr Maximum. Um diese Zeit wird also die höchste Tagesdosis erforderlich.
Diesen Rhythmus kann auch der Patient selbst beachten, der über keine genaueren Kenntnisse der Chronobiologie verfügt. Er nimmt einfach so wenig Schmerzmittel wie möglich ein und verzichtet darauf, wenn es nicht unbedingt notwendig ist, am besten ganz. »Dreimal täglich« wäre bei diesen Medikamenten unter Umständen eine sehr gefährliche Gewohnheit, denn die Nebenwirkungen können auch Nieren und Leber betreffen. Ganz besonders wichtig wird die biorhythmusorientierte Zurückhaltung bei der Schmerzmitteleinnahme dann, wenn Erkrankungen (zum Beispiel Rheuma) über längere Zeit auch die Einnahme von Schmerzmitteln erfordern, denn mit der Dauer erhöht sich die Gefahr ernsterer Begleiterscheinungen.

Auf weitere praktische Konsequenzen aus dem Zusammenhang zwischen Biorhythmus und Schmerzen kommen wir später in einem gesonderten Kapitel noch einmal zu sprechen.

Psychopharmaka: Arzneimittel mit Einfluß auf das Seelenleben und Verhalten werden heute sehr häufig gebraucht. Die Zahl der seelisch Kranken nimmt in allen Industrienationen ständig zu; und es fehlt an Psychotherapeuten, um sie alle fachgerecht zu behandeln. Bei leichteren seelischen Störungen ist das auch überhaupt nicht erforderlich, weil die Psyche über Selbstheilungsregulationen verfügt. Sie können bei vorübergehender Entlastung von Konflikten und Problemen, wie sie mit Hilfe von Psychopharmaka zu erreichen ist, stark genug wirksam werden, um die Ursachen einer seelischen Störung vollständig zu beseitigen. Allerdings können Psychopharmaka nie die Ursachen seelischer Krankheiten ausheilen. So besteht auch hier wieder die Gefahr des Mißbrauchs bis hin zur suchtähnlichen Abhängigkeit. Ferner können Psychopharmaka zu ernsten körperlichen Nebenwirkungen führen und lassen bei längerer Anwendung allmählich seelisch abstumpfen. Schlimmstenfalls verändern die chemischen Medikamente eine ganze Persönlichkeit. Rhythmusgerechte Einnahme dieser Arzneimittel kann davor natürlich nicht auf Dauer schützen, hilft aber, die Dosis gering zu halten, ohne Wirkungseinbußen hinnehmen zu müssen. Dadurch wird das Risiko von Nebenwirkungen verringert, und die Psychopharmaka können längere Zeit verabreicht werden, ehe suchtähnliche Abhängkeit droht.

Da sich viele seelische Krankheiten gegen Abend deutlicher bemerkbar machen (die Betroffenen wissen das aus Erfahrung selbst am besten), empfiehlt es sich in solchen Fällen, die Arzneimitteldosis auf einmal am Abend zu verabreichen. Dabei »tastet« man sich vorsichtig an die erforderliche Mindestdosis heran, die nie höher als die im Beipackzettel des Arzneimittels angegebene höchste Einzeldosis liegen darf. Wenn diese Einzeldosis am Abend nicht den ganzen nächsten Tag weiter wirkt, wird man nach Bedarf noch geringere Einzeldosen einnehmen. Insgesamt darf die Tageshöchstdosis laut Beipackzettel aber nie überschritten werden – im Gegenteil. Durch die rhythmusgerechte Einnahme soll eine geringere Tagesgesamtdosis an Psychopharmaka bei gleicher oder besserer Wirksamkeit erreicht werden.

Der Verlauf einiger seelischer Krankheiten kann eine genau umgekehrte rhythmusgerechte Dosierung erforderlich machen; also morgens die höchste Dosis, bei Bedarf im weiteren Verlauf des Tages noch geringere Mengen. Das gilt vor allem bei Depressionen, die sich im allgemeinen im Laufe des Tages aufhellen. Dann ist es

überflüssig, am Nachmittag oder Abend noch einmal die volle Dosis (oder überhaupt noch eine Tablette) einzunehmen, denn die Stimmung hat sich auf natürliche Weise auf ein erträgliches Maß eingependelt.
Schließlich sollte bei der medikamentösen Behandlung seelischer Beschwerden auch noch der 28-Tage-Grundrhythmus des Seelenlebens mit berücksichtigt werden. An kritischen Tagen, vielleicht sogar während der gesamten Minusphase der Schwingung, können höhere Arzneimitteldosen erforderlich werden; in der Aktivitätsphase dagegen wird sich die Dosis oft deutlich reduzieren lassen.
Natürlich empfiehlt es sich grundsätzlich immer (wenn es sich nicht gerade um erkennbare Bagatellkrankheiten handelt), solche rhythmusgerechten Dosierungen mit dem Fachmann zu besprechen, der die betreffenden Arzneimittel verordnet hat. Allerdings wird es schwierig werden, von ihm genaue Anweisungen zu erhalten, da er in der Regel ja ebensowenig über die Biorhythmik weiß wie der Patient. Immerhin bringt ein solches Gespräch doch eine gewisse Sicherheit, weil der Therapeut vor einer Abänderung des Therapieschemas dann warnen wird, wenn es tatsächlich auf gleichbleibende Wirkstoffspiegel im Blut ankommt oder wenn das Risiko einer Abweichung vom Üblichen aus anderen Gründen zu hoch ist. Sprechen Sie deshalb vor jeder eigenmächtigen Veränderung einer Verordnung Ihres Therapeuten mit ihm – vielleicht nimmt er Ihre Frage zum Anlaß, sich einmal genauer mit der Biorhythmik zu befassen. Ernst sollte er eine solche Frage des mündigen Patienten in jedem Fall nehmen, sonst empfiehlt es sich meist, einen anderen, aufgeschlosseneren und vielleicht auch besser informierten Arzt oder Heilpraktiker zu konsultieren.
Radioaktive Bestrahlungen: Als letztes Beispiel für den hohen praktischen Wert der Chronobiologie in der Medizin seien noch die radioaktiven Bestrahlungen angeführt, die vorwiegend zur Krebstherapie angewendet werden. Die zunehmende Kritik an der Strahlentherapie basiert in erster Linie auf ihren erheblichen Nebenwirkungen. Bis heute ist es trotz einiger bedeutender Fortschritte auf diesem Gebiet noch nicht gelungen, die zellschädigende Wirkung der Strahlen auf die Krebszellen zu begrenzen. Immer werden auch gesunde Zellen in Mitleidenschaft gezogen. Das führt mit zu einer weiteren Schwächung der körpereigenen Abwehrkräfte, die beim Krebskranken ohnehin schon deutlich verringert sind, und kann unter Umständen sein Todesurteil bedeuten. Das Problem ist vielschichtig und läßt sich sicher nicht allein durch die Chronobiologen lösen, aber wohl auch nicht ohne oder gegen sie. Professor Halberg, der schon mehrfach zitierte Präsident der Inter-

nationalen Gesellschaft für Chronobiologie, wies in Tierversuchen nach, daß die Empfindlichkeit gesunder Körperzellen mit dem Aktivitäts-Rhythmus in Zusammenhang steht. (Es wäre in diesem Fall allerdings falsch, von einer eigenen inneren Uhr für die Strahlenempfindlichkeit zu sprechen, denn die Natur hat uns sicher nicht auf radioaktive Bestrahlung vorprogrammiert. Die wechselnde Empfindlichkeit ergibt sich als »Nebenprodukt« eines anderen cirkadianen Biorhythmus.) Ratten, Mäuse und Fliegen werden nach Halbergs Untersuchungen ab einer bestimmten Strahlendosis getötet, wenn die Bestrahlung auf dem Höhepunkt ihrer Aktivitätsphase erfolgt. Die gleiche Strahlendosis vertragen sie aber ohne erkennbare Schädigung, wenn sie gegen Ende des Regenerationsabschnitts verabreicht wird. Zwischen diesen beiden extremen Reaktionen muß man wahrscheinlich noch eine ganze Reihe abgestufter Verträglichkeits- und Unverträglichkeitsreaktionen annehmen.
Wieder weist bisher nur ein Tierversuch auf praktische Konsequenzen für den Menschen hin. Und wieder spricht kein vernünftiger Grund gegen die Annahme, daß der Mensch radioaktive Bestrahlungen im cirkadianen Rhythmus ebenfalls unterschiedlich verträgt. Angesichts dieser Einsicht und der bekannten erheblichen Risiken der Strahlentherapie wäre es gerechtfertigt, umgehend Bestrahlungen an den Kliniken nur noch früh am Morgen durchzuführen. Das erfordert zwar eine Umorganisierung der Dienstpläne, denn frühmorgens werden bisher keine Strahlenbehandlungen durchgeführt; aber es könnte entscheidend mit dazu beitragen, die Strahlentherapie in ihrer Verträglichkeit und Wirksamkeit zu verbessern. Zugleich könnte man dabei weitere praktische Erfahrungen sammeln, die entweder bestätigen, daß auch der Mensch gegen Ende seiner Regenerationsphase Bestrahlungen am besten verträgt, oder einen anderen, noch günstigeren Zeitpunkt für die Strahlentherapie nahelegen. Solange die Ergebnisse der tierexperimentellen Grundlagenforschung ignoriert werden, gibt es weder Beweise für noch gegen eine solche Anwendung der Strahlentherapie.

Blutdruck und Puls mehrfach messen

Die Messung des Blutdrucks und der Pulsfrequenz gehört zu den wichtigsten diagnostischen Standardmethoden. Gewiß, sie können nicht die verfeinerten Untersuchungen mit medizintechnischen Apparaten oder die Labordiagnostik überflüssig machen, ohne die man gerade Erkrankungen im Frühstadium oft nicht sicher nachweisen kann. Ihre Ergebnisse weisen dem erfahrenen Praktiker

aber oft wenigstens die Richtung, in der er mit Hilfe anderer diagnostischer Maßnahmen gezielt weiter suchen kann. Deshalb darf man diese beiden relativ einfachen diagnostischen Methoden auch nicht unterschätzen – vor allem wenn man bedenkt, daß Herz-Kreislauf-Erkrankungen die Statistik der Todesursachen anführen. Wir stellten im ersten Teil aber auch fest, daß die Herztätigkeit einem cirkadianen Rhythmus unterliegt und der Blutdruck zusätzlich von einem Jahresrhythmus gesteuert und sogar durch das Wetter beeinflußt wird. Alle diese von der Chronobiologie aufgedeckten Zusammenhänge müssen mit berücksichtigt werden, um die Puls- und Blutdruckwerte richtig zu beurteilen. Das scheitert bisher an Unkenntnis, ferner an der üblichen Organisation der Praxissprechstunden oder Klinikdienstpläne, zum geringeren Teil aber wohl auch daran, daß die Gebührenordnungen der Krankenkassen eine chronobiologische Diagnostik nicht vorsehen. Deshalb wird die Diagnose oft verfälscht, abhängig zum Beispiel davon, ob der Patient am Vormittag oder Nachmittag, bei Hochdruck- oder Schlechtwetterlage in die Praxis kommt. Im Einzelfall kann das schwerwiegende Folgen für den Patienten haben, die heute angesichts der Erkenntnisse der Chronobiologie eigentlich nicht mehr toleriert werden dürften.
Zum Glück kann jeder mündige, selbstverantwortungsbewußte Patient dem vorbeugen. Puls und Blutdruck lassen sich einfach messen. Die Pulsfrequenz ermittelt man entweder oberhalb des Handgelenks auf der Daumenseite oder an der Halsschlagader. Dazu benötigt man nur eine Armbanduhr mit Sekundenzeiger. Entweder zählt man den Puls eine ganze Minute lang oder nur 15 Sekunden; im zweiten Fall wird das Ergebnis auf eine Minute hochgerechnet, indem man es mit 4 multipliziert. Zur Blutdruckmessung benötigt man ein spezielles Gerät mit aufblasbarer Manschette, Druckanzeige und Stethoskop. Im Sanitätsfachgeschäft erhält man heute handliche, einfach zu bedienende Geräte zur Blutdruckmessung bereits ab etwa DM 100.
Sinn der Autorhythmometrie ist es, nicht nur eine »Momentaufnahme« für die Diagnose zu erhalten, sondern mehrere Meßwerte aus unterschiedlichen Zeiten. Man mißt die Werte mindestens eine Woche lang jeden Tag morgens nach dem Erwachen, nach Feierabend und vor dem Schlafengehen, bei Bedarf auch häufiger. Die Werte werden sofort mit Datum und Uhrzeit in einer selbstgefertigten Tabelle notiert. Besonderheiten, wie Aufregungen, Anstrengungen oder auch Wetterumschwünge, sollten zusätzlich festgehalten werden. Auf diese Weise gewinnt man eine ziemlich zuverlässige Übersicht über die Veränderungen im cirkadianen Biorhyth-

mus und über einen längeren Zeitraum hinweg, kann Vergleiche mit den normalen biorhythmischen Schwankungen anstellen und dem Therapeuten eine Diagnose ermöglichen, die weit zuverlässiger als die sonst übliche Beurteilung der einmal ermittelten Meßwerte ausfällt.
Besonders wichtig werden solche Aufzeichnungen zur Frühdiagnose krankhafter Veränderungen am Herz-Kreislauf-System. Zu diesem Zweck sollten die Messungen aber entweder längere Zeit ununterbrochen oder jeweils eine Woche lang in kürzeren Abständen durchgeführt werden.
Kritiker der von den Chronobiologen empfohlenen Autorhythmometrie wenden oft dagegen ein, daß man durch diese Selbstbeobachtung ein Volk von »eingebildeten Kranken« heranzieht. Dieses Argument trifft aber nur sehr bedingt zu. Es kommt vor allem darauf an, wann und wie solche Programme eingeführt werden. Professor Halberg plädiert dafür, schon in der Schule damit zu beginnen. Dann wird die Autorhythmometrie zum selbstverständlichen Bestandteil der täglichen Gesundheitsvorsorge. Bei einem Versuch an einer amerikanischen Mittelschule mit 13- bis 18jährigen Schülern und Schülerinnen konnten Halberg und sein Team jedenfalls keine Neigung zur Hypochondrie durch Selbstbeobachtung wichtiger Körperfunktionen feststellen.
Es wird wohl noch geraume Zeit vergehen, ehe die Biorhythmik vielleicht einmal an den Schulen Eingang findet. Bis dahin haben wir es selbst in der Hand, ob und wie wir die chronobiologischen Erkenntnisse praktisch nutzen wollen. Dieses Buch vermittelt das notwendige Wissen. Vielleicht wird die Autorhythmometrie einmal zu einer der wichtigen Waffen im Kampf gegen Herzinfarkt und Schlaganfall – wenn man ihr endlich eine Chance läßt.

Trügerische Blutwerte

Wenn Ihr Therapeut Sie an mehreren Tagen zu unterschiedlichen Zeiten in die Praxis bestellt, jedesmal Blut abnimmt und damit die gleichen Untersuchungen durchführt, dann schimpfen Sie nicht über ihn. Er hat weder die ersten Laboruntersuchungen falsch durchgeführt, noch will er sich an Ihnen bereichern. Seien Sie froh, denn Sie haben vermutlich einen chronobiologisch geschulten Fachmann gefunden. Die Wahrscheinlichkeit dafür ist allerdings gering. In absehbarer Zukunft werden solche mehrmaligen blutdiagnostischen Untersuchungen aber (hoffentlich) zur Routine gehören, die der diagnostischen Sicherheit dient.

Rufen wir uns noch einmal in Erinnerung, was weiter vorne schon ausgeführt wurde: Die Blutzusammensetzung unterliegt cirkadianen Schwankungen, außerdem noch Jahresrhythmen und verschiedenen Wetterfaktoren. Sie alle können sich so deutlich auswirken, daß die Diagnose verfälscht und eine falsche Therapie – vielleicht eine überflüssige Blinddarmoperation – eingeleitet wird.
Natürlich ist Autorhythmometrie bei der Blutdiagnostik unmöglich. Trotzdem, es muß nicht alles Theorie bleiben, was hier gesagt wurde. Mit dem Wissen, das dieses Buch vermittelt, kann der mündige Patient abschätzen, ob die Ergebnisse einer Blutuntersuchung möglicherweise durch biorhythmische Schwankungen beeinflußt wurden. Und darüber sollte er mit seinem Therapeuten sprechen, ihn überzeugen, damit er die Untersuchung zu einem anderen Zeitpunkt nochmals wiederholt. Die Zeiten, da der Arzt als »Halbgott in Weiß« keinen Zweifel des Patienten akzeptieren, geschweige denn sich damit auseineinandersetzen wollte, sind gottlob fast vorbei. Mehr denn je ist der kritische Patient gefordert, der Eigenverantwortung für seine Gesundheit übernehmen will und dafür ein partnerschaftliches Arzt-Patient-Verhältnis erwartet. Wenn der Therapeut noch zur »alten Schule« gehört, also nicht auf die Argumente eingehen will, bleibt (zumindest bei wichtigen Untersuchungsergebnissen) immer noch die Möglichkeit, einen anderen Fachmann hinzuzuziehen, vielleicht auch einen neuen, aufgeschlosseneren »Hausarzt« zu suchen.
Dieses Buch will kein Mißtrauen zwischen Arzt und Patienten säen (das ist ohnehin schon weit verbreitet). Es wendet sich nur gegen Vorurteile und Traditionen, die auf dem Rücken kranker Menschen aufrechterhalten werden. Solange sich die unmittelbar Betroffenen dagegen nicht zur Wehr setzen, werden die alten Strukturen noch lange bestehen bleiben.

Biorhythmus und Fieber

Gegen die Fiebermessung als »klassische« Methode der Autorhythmometrie wird kein Therapeut etwas einwenden. Sie gehört seit langem zur häuslichen Krankenpflege, weil der Therapeut aus der Erhöhung der Körpertemperatur und dem Verlauf des Fiebers wichtige diagnostische Rückschlüsse ziehen kann. Die rhythmischen Schwankungen der Körpertemperatur in einer cirkadianen Schwingung, die beim Gesunden wie beim Kranken zu beobachten ist, lassen sich auch ohne genauere Kenntnisse von der Chronobiologie beurteilen. Erklären konnte sie allerdings erst die Erforschung der Biorhythmen in der jüngeren Zeit.

Die Messung der Körpertemperatur ist grundsätzlich immer in regelmäßigen Abständen über den Tag verteilt bei Kranken erforderlich. Gemessen wird mindestens zweimal täglich, und zwar morgens, am besten gegen 7 Uhr, und nachmittags gegen 16 Uhr.

Der Therapeut kann im Einzelfall zusätzliche Messungen anordnen, zum Beispiel kurz vor seinem Hausbesuch oder abends vor dem Einschlafen. Die Meßergebnisse werden unter Angabe der Uhrzeit notiert. Besonders übersichtlich wird es, wenn man die Werte grafisch als Fieberkurve darstellt. Der Fachmann kann dann praktisch mit einem Blick den Fieberverlauf kontrollieren und typische Besonderheiten erkennen. Zur Fieberkurve verwendet man am besten handelsübliches Millimeterpapier oder legt sich selbst eine entsprechende Tabelle an, wie sie unser Beispiel zeigt.

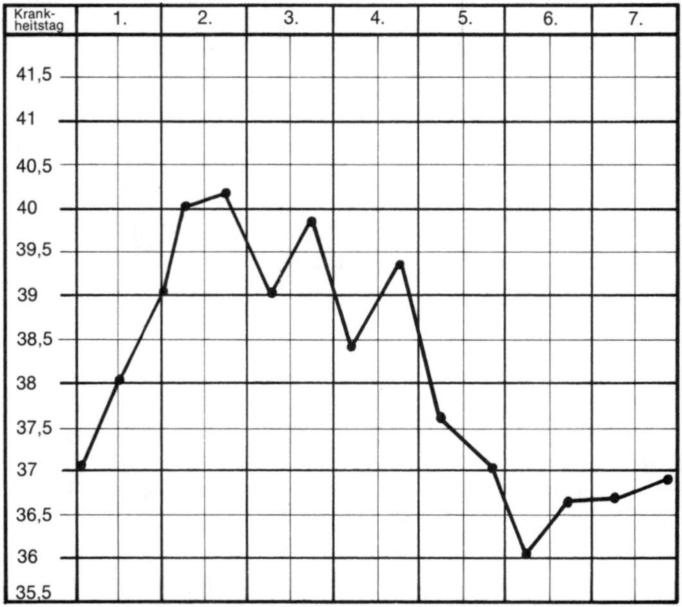

Abb. 10: Fieberkurve

Anlaß zur Temperaturmessung besteht auch, wenn Frösteln oder Schüttelfrost auftritt, wenn man sich abgeschlagen und matt fühlt, das Gesicht gerötet ist und die Augen fiebrig glänzen oder getrübt wirken. Schließlich sollte man bei Husten, Schnupfen und anderen Symptomen einer Infektionskrankheit die Körpertemperatur messen.

Gemessen wird nach einer der folgenden drei Methoden:

- *Axillare Messung* in der trockenen Achselhöhle (frei von Kleidern), die leicht durchführbar und deshalb am gebräuchlichsten ist. Die Messung dauert zehn Minuten, die Werte sind allerdings nicht ganz zuverlässig. Deshalb sollte man rektal nachmessen, wenn die axillare Messung erhöhte Temperatur ergeben hat.
- *Orale Messung* in der Mundhöhle unter der Zunge, die 8 Minuten dauert. Sie ergibt relativ genaue Werte, ist aber für Kinder (Gefahr des Zerbeißens) und Patienten, die unter Atemnot leiden, nicht geeignet. Aus hygienischen Gründen sollte das Thermometer entweder immer nur von einer Person benutzt werden oder muß vorher wenigstens gründlich desinfiziert werden.
- *Rektale Messung,* die genaueste Ergebnisse liefert, von vielen Menschen aber als unangenehm empfunden wird. Für unruhige Patienten oder bei Erkrankungen des Enddarms eignet sie sich nicht. Das Thermometer wird angefeuchtet und mit einer Drehbewegung in den Enddarm des in Seitenlage befindlichen Kranken eingeführt. Die Meßdauer beträgt 3 Minuten. Zur Bestimmung der Basaltemperatur der Frau (s. Menstruationszyklus) ist die rektale Messung unverzichtbar.

Die zuverlässigsten Meßwerte gewinnt man mit einem Quecksilberthermometer. Es wird vor Gebrauch auf Schäden kontrolliert, bei Bedarf abgewaschen und abgetrocknet und die Quecksilbersäule bis auf 35 Grad heruntergeschlagen. Nach Gebrauch reinigt man das Thermometer unter fließendem Wasser, bei oralem oder rektalem Gebrauch wird gründlich mit Desinfektionslösung gesäubert. Aufbewahrt wird das Fieberthermometer in der Hülse, in der man es gekauft hat; bei ständigem Gebrauch in einem zu drei Viertel gefüllten Wasserglas, dem 0,5% Desinfektionslösung beigemischt wird und auf dessen Boden zum Schutz der empfindlichen Spitze Mull oder Watte liegt.
Auch Gesunde können zwischendurch einmal einige Zeit regelmäßig prüfen, ob die biorhythmischen Schwankungen ihrer Körpertemperatur der Norm entsprechen. Veränderungen der üblichen

Kurven, chronische Untertemperatur und andere Besonderheiten können auf Funktionsstörungen oder Erkrankungen hinweisen, die noch keine anderen Symptome verursachen. Deshalb sollte man alle Abweichungen von der biorhythmischen Normalkurve, die häufiger auftreten oder dauernd bestehen, fachmännisch klären und bei Bedarf gezielt behandeln lassen.
Für Frauen bietet die Messung der Rektaltemperatur am Morgen die Möglichkeit zur natürlichen Schwangerschaftsverhütung und »Vorprogrammierung« des Geschlechts eines Kindes (s. S. 101, 103).

Abends wird der Schmerz stärker

Auch die Schmerzempfindlichkeit des Menschen wird von einer inneren Uhr gesteuert und schwankt in einem cirkadianen biologischen Rhythmus. Diese Erkenntnis trug Professor Ulrich Stocksmeier, Leiter des Instituts für Sozialmedizin, Prävention und Rehabilitation in Tutzing, erstmals 1981 beim Deutschen Therapiekongreß in Karlsruhe vor.
Stocksmeier ermittelte die unterschiedliche Schmerzempfindlichkeit indirekt durch einfache Drahtvergleichstests. Dabei wurden die Versuchspersonen aufgefordert, auf Drähte unterschiedlicher Stärke zu beißen, um allein auf diese Weise die verschiedenen Stärkegrade zu bestimmen. Das Ergebnis solcher Versuche läßt Rückschlüsse auf die Schmerzempfindlichkeit zu.
Nach den Beobachtungen von Professor Stocksmeier erreichen die Teilnehmer an solchen Versuchen regelmäßig gegen 18 Uhr die höchste Treffgenauigkeit bei der Einschätzung der Drahtstärken. Das weist darauf hin, daß um diese Zeit auch die Schmerzempfindlichkeit ihren Höhepunkt erreicht. In den frühen Morgenstunden dagegen ist die Schmerzempfindlichkeit am schwächsten.
Aus diesem Rhythmus lassen sich praktische Konsequenzen für die Dosierung von Schmerzmitteln ableiten, auf die wir weiter vorne schon eingegangen sind (s. S. 125). Darüber hinaus kann man die unterschiedliche Schmerzempfindlichkeit aber auch noch auf andere Weise nutzen, insbesondere bei schmerzhaften diagnostischen oder therapeutischen Maßnahmen. Das gilt vor allem für den Besuch beim Zahnarzt, den viele Menschen aus Angst vor Schmerzen immer wieder hinausschieben, bis ein kranker Zahn vielleicht überhaupt nicht mehr zu retten ist. Trotz aller Fortschritte der Zahnmedizin ist ihre Angst nicht ganz unbegründet, denn unangenehme bis schmerzhafte Empfindungen bei der Therapie können nicht ganz ausgeschlossen werden. Man kann sie aber spürbar ver-

mindern, indem man den Zahnarzt rhythmusgerecht aufsucht, also so früh am Morgen wie möglich. Optimal wäre morgens zwischen 6 und 7 Uhr, aber um diese Zeit ist noch keine Praxis geöffnet. Aber auch um 9 oder 10 Uhr bleibt die Schmerzempfindlichkeit noch deutlich hinter der am Nachmittag und frühen Abend zurück. Gerade bei der Schmerzempfindlichkeit wirkt allerdings auch der individuelle seelische Faktor sehr stark mit. Unter Umständen überdeckt er sogar die natürliche cirkadiane Schwankung der Schmerzempfindlichkeit. Das erklärt sich aus dem »Wehgefühl«, einer seelischen Reaktion auf Schmerzreize. Deshalb ertragen die Menschen gleichstarke Schmerzen sehr unterschiedlich. Anders ausgedrückt: Der eine jammert schon bei leichten Schmerzen und leidet subjektiv sehr darunter, ein anderer erträgt auch starke Schmerzen noch relativ gut. Ganz allgemein gilt, daß Frauen Schmerzen besser aushalten als Männer. Vermutlich wurden sie von der Natur entsprechend »vorprogrammiert«, denn die geschlechtsspezifischen Besonderheiten, wie Menstruation und Geburt, erlegen der Frau ja meist ein höheres Maß an Schmerzen auf. Ausnahmen bestätigen aber auch hier die Regel.
Da die Schmerzempfindlichkeit so stark durch subjektive seelische Reaktionen mitgeprägt wird, bietet sich neben der Beachtung der biorhythmischen Schwankungen ein zweiter Ansatzpunkt zur Schmerzlinderung an, das Autogene Training. Durch Entspannung und Selbstbeeinflussung, wie sie mit den Übungen des Autogenen Trainings erreicht werden, kann man das subjektive »Wehgefühl« deutlich mildern, vielleicht sogar ganz abschalten. Das ist vor allem bei chronischen, starken akuten oder medikamentös schwer zu beeinflussenden Schmerzzuständen (man denke an Phantomschmerzen, s. S. 110) von großer Bedeutung, um die Wirkung der Schmerzmittel zu ergänzen und die Dosis gering zu halten. Gemeinsam tragen Autogenes Training und Chronobiologie dazu bei, mit Schmerzen besser fertig zu werden oder sie leichter zu ertragen.

Empfehlungen zum rhythmusgerechten Essen

Die »Gezeiten« der Verdauungsorgane (s. S. 21–22), die zu unterschiedlichen Zeiten ihren Höhepunkt und einen Tiefstpunkt in der Leistungsfähigkeit erreichen, legen die Beachtung dieser rhythmischen Schwankungen auch beim Essen nahe. Wahrscheinlich werden viele – vor allem die heute weit verbreiteten chronischen – Verdauungsstörungen mit durch rhythmuswidrige Einnahme der Mahlzeiten verursacht. Es ist leicht einzusehen, daß eine reichliche Hauptmahlzeit, die gerade dann eingenommen wird, wenn der Magen sich für zwei Stunden erholt, diesen überlastet und krank macht. Ähnliches gilt auch für die anderen Verdauungsorgane.

Rhythmusgerechtes Essen beginnt mit einem ausreichenden, in Ruhe verzehrten Frühstück. Es kann im Magen, der von 7 bis 9 Uhr seine höchste Leistungsfähigkeit erreicht, sofort gut verarbeitet werden. Und auch die weitere Verwertung des Frühstücks klappt problemlos, denn nach dem Magen erreicht die Bauchspeicheldrüse ihre maximale Leistungsfähigkeit. Dem Morgenmenschen fällt es leicht, sich an diese Regel zu halten, weil er nach dem Aufwachen bald seine höchste Aktivität erreicht und dementsprechend auch Appetit verspürt. Abendmenschen tun sich viel schwerer damit, da bei ihnen die Gezeiten der Organe zum Teil nicht ganz dem biologischen Schlaf-Wach-Rhythmus entsprechen. Sie haben morgens noch keinen richtigen Appetit, und da sie sich meist nicht rechtzeitig aus dem Bett erheben, bleibt ihnen oft nur Zeit für eine Tasse Kaffee und ein hastig hinuntergeschlungenes Marmeladebrötchen. Das schadet der Gesundheit auf Dauer bestimmt. Wenn eine »Eule« infolge ihrer äußeren Verpflichtungen schon nicht ausreichend lange schlafen kann, dann empfiehlt es sich, die für ein gutes Frühstück notwendige Zeit »herauszuschinden«, indem man etwas früher aufsteht. Im Laufe der Zeit wird das zu einer guten Gewohnheit; und es fällt auch dem Abendmenschen nicht mehr schwer, ein vollwertiges Frühstück zu sich zu nehmen, das ihm rasch Energie für den beginnenden Arbeitstag liefert. Natürlich wird eine »Eule« morgens kaum den Appetit einer »Lerche« entwickeln, aber in gewissen Grenzen passen sich die Biorhythmen ja der äußeren Zeit an.

Eine Zwischenmahlzeit ist nach einem ausreichenden Frühstück kaum erforderlich. Natürlich kann man gegen 10 Uhr vielleicht einen Apfel, ein Glas Milch oder eine andere Kleinigkeit zu sich nehmen. Morgenmenschen mit ihren Hochphasen am Vormittag werden eher ein Bedürfnis danach verspüren. Diese Zwischenmahlzeit darf den Magen aber keinesfalls nennenswert belasten, denn gerade um diese Zeit hat er auf Erholung umgeschaltet.

Das Mittagessen sollte zwischen 12 und 13 Uhr stattfinden. Der Magen hat sich um diese Zeit wieder erholt und auf normalen Tagesbetrieb umgeschaltet; die Bauchspeicheldrüse beendet rechtzeitig um 13 Uhr ihre Erholungsphase und der Dünndarm tritt von 13 bis 15 Uhr in seine Aktivitätsphase, so daß günstige Bedingungen für die Verdauung des Mittagessens gegeben sind.

Für eine Zwischenmahlzeit am Nachmittag gilt, was schon für den Vormittag gesagt wurde. Nur sind es jetzt eher die Abendmenschen, die mit zunehmender Aktivität auch mehr Appetit entwikkeln. Die Tasse Kaffee am Nachmittag, die den natürlichen Tiefpunkt überwinden hilft, empfiehlt sich weniger. Zwar geht die Arbeit danach wieder leichter von der Hand, oft wird diese Mißachtung der Biorhythmik aber mit gestörtem Nachtschlaf bezahlt (s. a. S. 72 ff).

Als Abendmahlzeit eignet sich nur leichte Kost, die frühzeitig eingenommen werden sollte. Ab 21 Uhr schaltet der Organismus auf allgemeine Energiesammlung und darf dann nicht mehr mit Speisen belastet werden. Zu späte oder zu reichliche Mahlzeiten behindern auch den Schlaf.

Knabbereien zum Fernsehen oder in geselliger Runde nach dem Abendessen sollten die Ausnahme bleiben; allenfalls etwas Obst und Mineralwasser oder Kräutertee sind am Abend noch erlaubt. Alkohol macht zwar müde, behindert aber den Traumschlaf und bleibt deshalb gleichfalls besonderen Gelegenheiten vorbehalten.

Es kommt beim Essen nicht allein darauf an, möglichst im Einklang mit den »Gezeiten« der Verdauungsorgane die Mahlzeiten einzunehmen. Wichtig ist auch die richtige Zusammenstellung der einzelnen Mahlzeiten. Unser Organismus verträgt bestimmte Nahrungsbestandteile nicht zu jeder Tageszeit gleich gut. Das hängt mit einem cirkadianen Rhythmus zusammen, der mehrmals am Tag das Verhältnis von Säuren und Basen zueinander im Körper verändert. Entsprechend dieser Rhythmik verwerten wir morgens und mittags Eiweiße besser, Kohlenhydrate aber nur unvollkommen. Am Abend sieht es dann genau umgekehrt aus.

Die Ernährungsweise, die diesen Rhythmus berücksichtigt, wird als Hay'sche Trennkost bezeichnet. Ihre grundsätzlichen Ernährungsregeln lauten:

- Bis zum Mittag verzehrt man eiweißreiche Kost, vor allem Fleisch, Fisch, Milchprodukte, Käse, Eier, ferner Beeren-, Kern-, Steinobst, Zitrusfrüchte und gekochte Tomaten, aber keine kohlenhydratreichen Lebensmittel.

- Das Abendessen besteht vorwiegend aus Kohlenhydratträgern, wie Vollkornprodukte, Vollreis, Kartoffeln, Bananen, Grünkohl, Schwarzwurzeln und zuckerhaltige Lebensmittel.

- Neutrale Lebensmittel können zu jeder Mahlzeit verwendet werden und verhindern, daß die Ernährung zu fad und einseitig wird. Dazu gehören Butter, andere tierische Fette, Pflanzenöle, Quark, Rahm, Doppelrahmkäse (ab 60% Fett i. T.), Eigelb, Salate, Pilze, die meisten Nüsse und Samen (außer Erdnüssen und Eßkastanien), Oliven, Rosinen, rohe Tomaten, Sauerkraut, alle Gemüse (außer Grünkohl und Schwarzwurzeln) und Gewürze (kein Pfeffer, nur mäßig Meersalz).

  Die Hay'sche Trennkost ist kranken Menschen uneingeschränkt zu empfehlen, vor allem bei allgemeiner Abgespanntheit, Stoffwechselstörungen, Fettsucht oder Abmagerung, Erkrankungen der Verdauungsorgane und Schlafstörungen. Gesunde werden zwar nicht unmittelbar unter Beschwerden leiden, wenn sie nicht im Einklang mit den rhythmischen Schwankungen des Säure-Basen-Haushalts leben; im Laufe der Zeit können aus solchen Verstößen aber auch Gesundheitsstörungen hervorgehen.

Gestörte Biorhythmen harmonisieren

Leben im Einklang mit den inneren Uhren bildet eine der Voraussetzung für die Erhaltung oder Wiederherstellung der körperlichen und seelischen Gesundheit, für Leistungsfähigkeit, Lebensfreude, Selbstverwirklichung und Harmonie mit der Umwelt. Vermutlich werden sogar unsere Sympathien, Antipathien und ähnliche Gefühle für andere Menschen mit von den inneren Uhren geprägt. Es ist gut vorstellbar, daß wir andere sympathischer finden, wenn deren biologische Zeit mit unseren inneren Uhren harmonisiert. Und in einer engeren zwischenmenschlichen Beziehung (etwa Ehe und Familie) können voneinander abweichende innere Uhren sogar zu handfesten Konflikten führen; zum Beispiel dann, wenn ein Partner ein Abendmensch, der andere eine »Lerche« ist. Hier eröffnet sich der Chronobiologie noch ein weites Arbeitsfeld, das bisher kaum beachtet wird.
Es ist heute schwieriger denn je zuvor, der individuellen biologischen Zeit zu folgen. Die Ansprüche unserer Zivilisation, insbesondere einer zunehmend rationalisierten Arbeitswelt, in der die Maschine den Takt bestimmt, lassen dafür immer weniger Freiräume. Auch wenn die inneren Uhren erstaunlich anpassungsfähig sind, werden sie dadurch doch häufig überfordert und geraten aus dem Gleichtakt. Diese Desynchronisation, die man noch in keinem medizinischen Lehrbuch beschrieben findet, trägt mit dazu bei, daß immer mehr Menschen unter Beschwerden leiden, die unter Verlegenheitsdiagnosen – etwa vegetative Dystonie oder Nervosität – zusammengefaßt werden. Sie sind zu wahren »Zivilisationsseuchen« unserer Zeit geworden.
Dieses Buch soll dazu anleiten, im Rahmen der unabwendbaren Alltagspflichten wenigstens mit den wichtigsten Biorhythmen einigermaßen in Einklang zu leben oder den inneren Uhren genügend Zeit zur Anpassung an unveränderliche äußere Umstände zu lassen. Es macht aber auch auf falsche Gewohnheiten aufmerksam, die zur Desynchronisation innerer Uhren führen, und zeigt auf, wie

man diese Fehler rhythmusgerecht ändern oder zumindest ihre Folgen abschwächen kann. Autorhythmometrie und Autogenes Training als wichtige Hilfen wurden dazu genannt. Alles das reicht aber nicht immer aus, um die einmal desynchronisierten inneren Uhren wieder in Gleichtakt zu bringen.

Die bisher einzige Methode, die auf noch nicht ausreichend geklärte Weise den Takt der inneren Uhren direkt beeinflussen kann, verdanken wir der Grundlagenforschung des Max-Planck-Instituts für Verhaltensforschung in den beiden Andechser Bunkerwohnungen (s. a. S. 36 ff). Ihre Untersuchungen zeigen, daß der Gang der inneren Uhren von elektrischen Feldern beeinflußt wird. Ergänzt werden diese Ergebnisse durch den von der Medizinmeteorologie erbrachten Nachweis für den Einfluß des Elektroklimas auf verschiedene, von inneren Uhren gesteuerte Körperfunktionen.

So neu, wie es auf den ersten Blick scheint, sind diese Erkenntnisse aber nicht. Schon in der Antike ahnte man etwas davon und legte Kranke auf die Hausdächer oder auf Berge, ins Freie also, wo die elektrischen Felder ungehindert auf den Organismus einwirken konnten. Auch heute beginnt man wieder zögernd, das alte Wissen, durch Untersuchungen aus neuerer Zeit bestätigt, praktisch zu nutzen. In einem Grazer Krankenhaus zum Beispiel wurden Räume eingerichtet, in denen künstliche elektrische Felder erzeugt werden, die den Heilungsverlauf fördern.

Gesundheitsfördernde elektrische Felder, die ihre Wirkung zum Teil über die Harmonisierung innerer Uhren vollbringen, sind heute für viele Menschen wichtiger als jemals vorher geworden. Das hängt nicht allein damit zusammen, daß wir unserer biologischen Zeit immer weniger folgen können. Hinzu kommt vielmehr die heute verbreitete Stahlbetonbauweise. Moderne Stahlbetonbauten gleichen beinahe jener Andechser Bunkerwohnung, die mit Stahlblech verkleidet war und keine elektrischen Felder mehr einließ, so daß es zur Desynchronisation der inneren Uhren kam.

Nach Untersuchungen des Instituts für Elektro- und Biomedizin der Technischen Hochschule Graz und des Hygiene-Instituts der Universität Graz wirkt die Stahlbetonbauweise wie ein Faradayscher Käfig, läßt also nur wenige – im Extremfall überhaupt keine – bioelektrische Felder mehr in die Wohnungen ein. Den inneren Uhren fehlen dann bald die Taktgeber, die ihren Rhythmus synchronisieren, sie geraten aus dem Gleichtakt.

Sicher nachgewiesene Folgen dieser Desynchronisation sind Schwächung der körpereigenen Abwehrkräfte gegen Krankheiten und extrem verminderter Sauerstoffverbrauch der Leberzellen. Diskutiert werden außerdem allgemeine Unlust und Abgeschlagenheit, Leistungsschwäche, Nervosität, Gereiztheit, depressive Verstimmungen, Herz-Kreislauf-Beschwerden und Schmerzen; ähnliche Symptome also, wie man sie auch beobachtet, wenn das Elektroklima durch Wetterveränderungen negativ beeinflußt wird.

Es gibt heute schon zu viele Stahlbetonbauten, als daß man den Betroffenen einfach zum Umzug raten könnte. Und man wird auf absehbare Zeit auch nicht damit rechnen können, daß alternative Baustoffe die Stahlbetonbauweise ersetzen. Abgesehen davon leiden ja nicht nur jene Menschen, die in solchen abgeschirmten Wohnungen leben, unter Desynchronisation innerer Uhren. Diese wird auch noch durch andere Faktoren verursacht und kann unter Umständen allein durch natürliche Elektrofelder nicht mehr harmonisiert werden.

Inzwischen gibt es medizintechnische Geräte für den Hausgebrauch im Sanitätsfachgeschäft, die unabhängig von der Bauweise elektroklimatische Raumverhältnisse schaffen, die der Gesundheit nützen, insbesondere auch gestörte Biorhythmen harmonisieren.

Sie erzeugen mit Hilfe eines kleinen tragbaren Generators ein elektrisches Feld im Raum. Es wird über eine lange Teleskopantenne oder von »Klimaleuchten« abgestrahlt, die wie gewöhnliche Lampen an der Decke befestigt werden. Das künstlich erzeugte Elektrofeld ähnelt den elektroklimatischen Verhältnissen auf Bergen bei beständiger Schönwetterlage. Es fängt auch die mit Wetterveränderungen verbundenen elektroklimatischen Umstellungen auf, die gleichfalls desynchronisierend auf Biorhythmen wirken. Als positive Nebenwirkung kommt es außerdem noch zur Reinigung der Raumluft von Staub, Krankheitserregern und anderen Schadstoffen.

Wir sind den Faktoren, die den Gleichtakt unserer inneren Uhren stören, also nicht hilflos ausgeliefert. Künstlich erzeugte elektrische Felder unterstützen uns in den Bemühungen, im Einklang mit biologischen Rhythmen gesünder und besser zu leben. Die Geräte sind in guten Sanitätsgeschäften erhältlich oder werden im medizinischen Versandhandel angeboten.

Mein Rhythmogramm

Sind Sie daran interessiert, Ihr eigenes Kurvenschema für die nächsten 30 Tage zu zeichnen? Wenn Sie Ihren Stand für heute berechnet haben, wissen Sie, in wievielen Tagen jeweils ein neuer Zyklus beginnt. Von diesem Punkt an können Sie vorwärts und rückwärts zeichnen. Vorwärts beginnen Sie mit aufsteigender Linie, rückwärts mit absteigender. Beachten Sie bitte, daß zur Halbzeit die Nullinie wieder gekreuzt werden muß.

Mein seelischer Rhythmus für die nächsten 30 (31) Tage **1.–16. T**

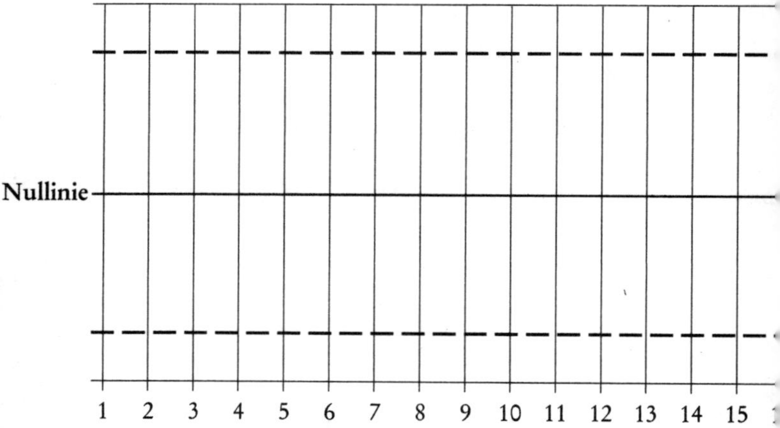

Mein Körperrhythmus für die nächsten 30 (31) Tage **1.–16. T**

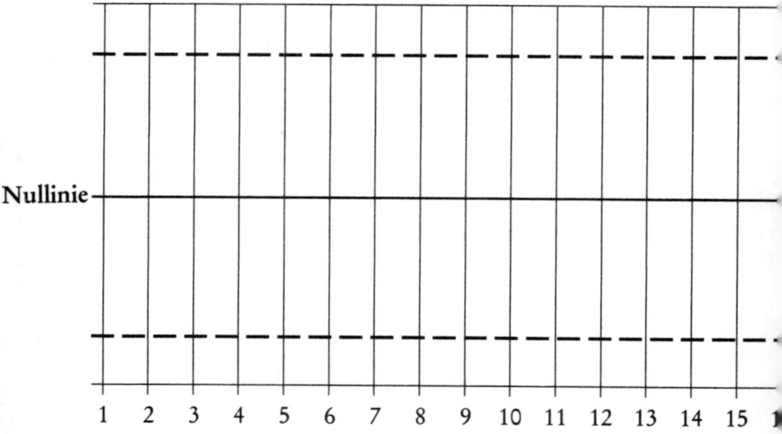

16.–31. Tag

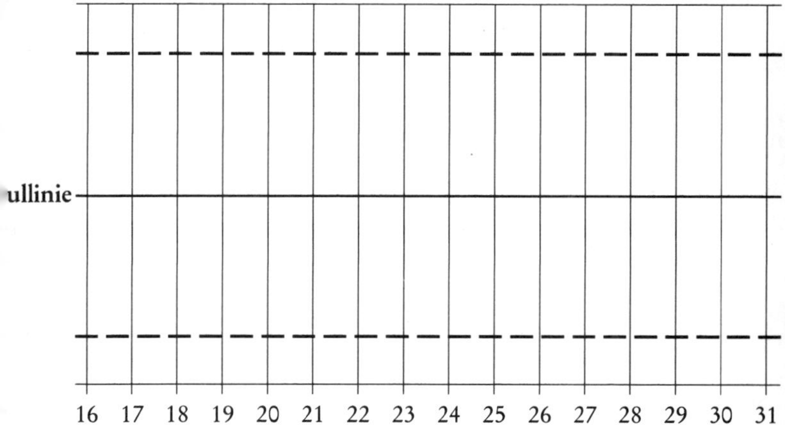

16.–31. Tag

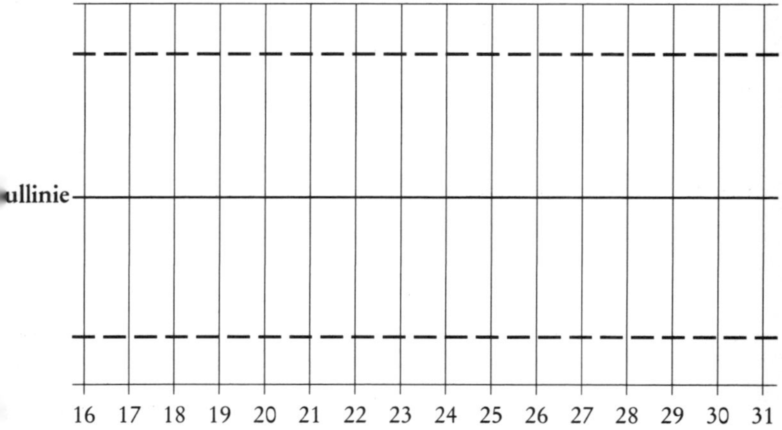

Mein Intelligenzrhythmus für die nächsten 30 (31) Tage **1.–16. T**

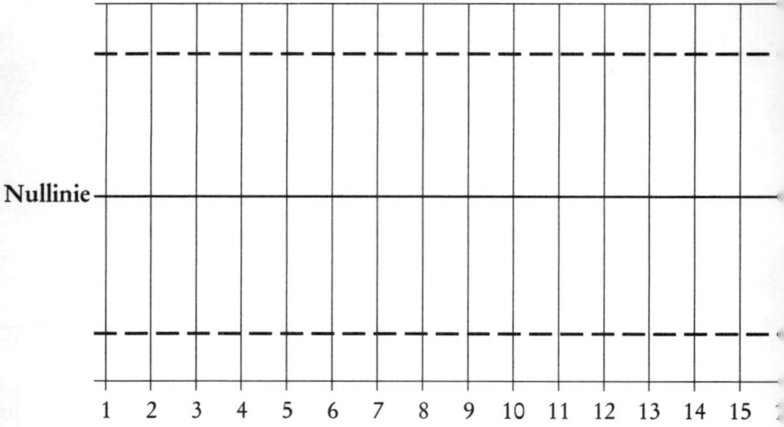

Mein Gesamtkurvenbild für die nächsten 30 (31) Tage **1.–16. T**

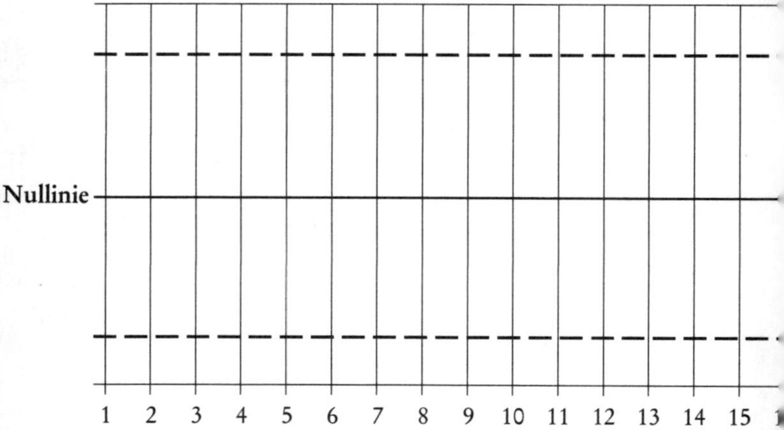

16.–31. Tag

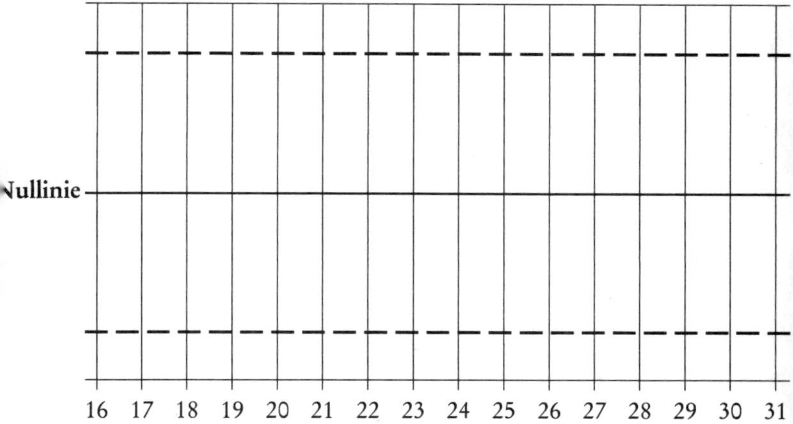

16.–31. Tag

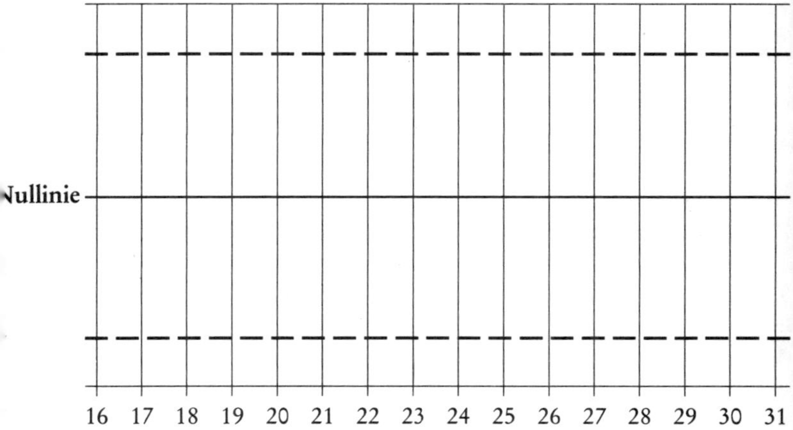

Vielleicht bereiten Sie sich auf ein besonderes Ereignis vor, das in naher Zukunft liegt (Prüfung, Sportwettkampf, Festtag, Ausflug, Rendezvous etc.). Tragen Sie Ihre Kurven in das Diagramm ein. Sie zeigen Ihnen, wie Sie an jenem Tag disponiert sein werden.

Meine Kurvensituation am . . . **1.–16. Ta**

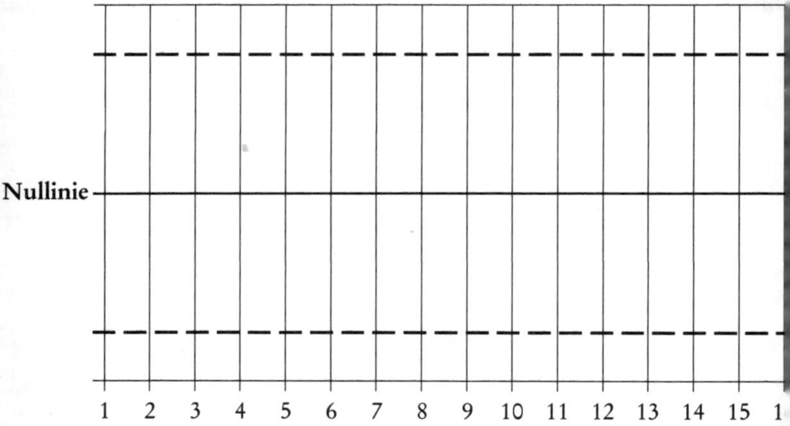

Meine Kurvensituation am . . . **1.–16. Ta**

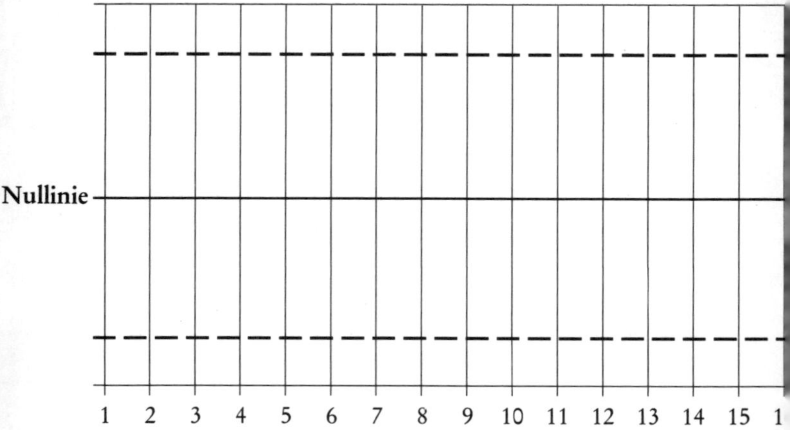

16.–31. Tag

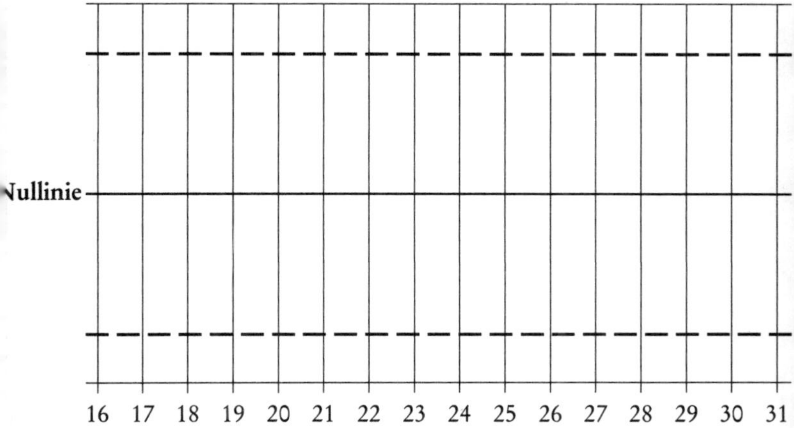

16.–31. Tag

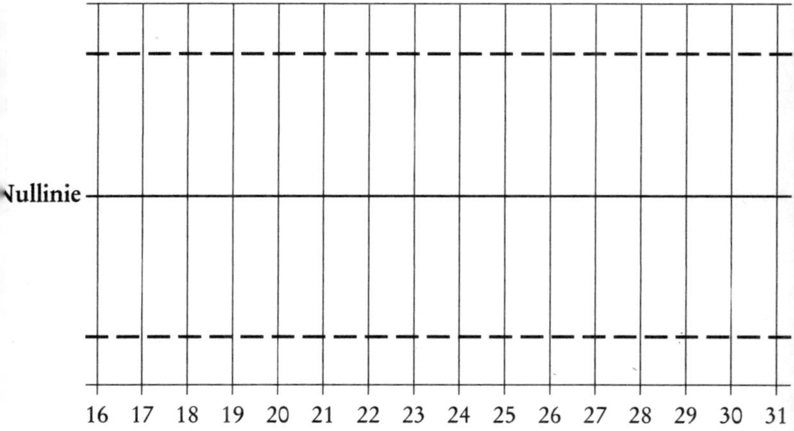

Kurvenbild für meinen Partner, geboren am . . . .

1.–16. Ta

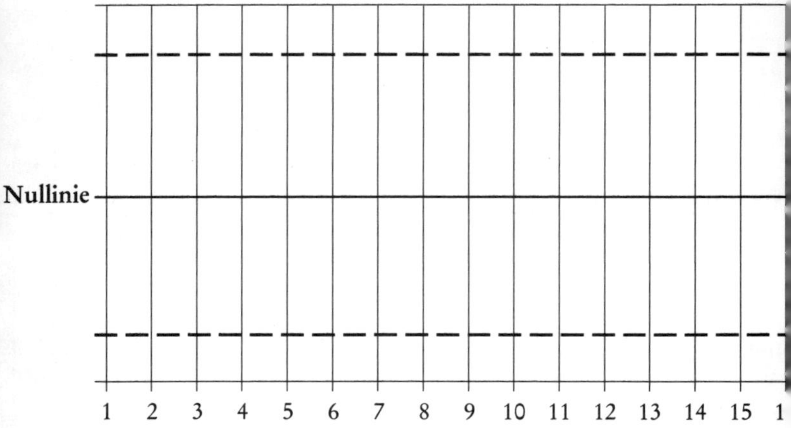

Kurven für . . . . , geboren am . . . .

1.–16. Ta

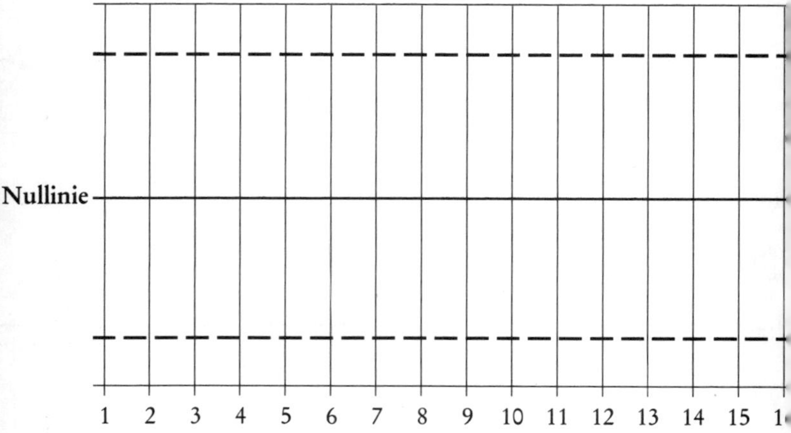

16.–31. Tag

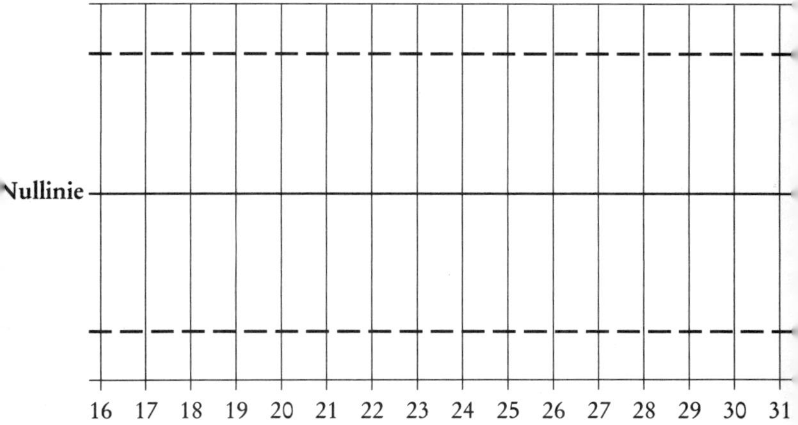

16.–31. Tag

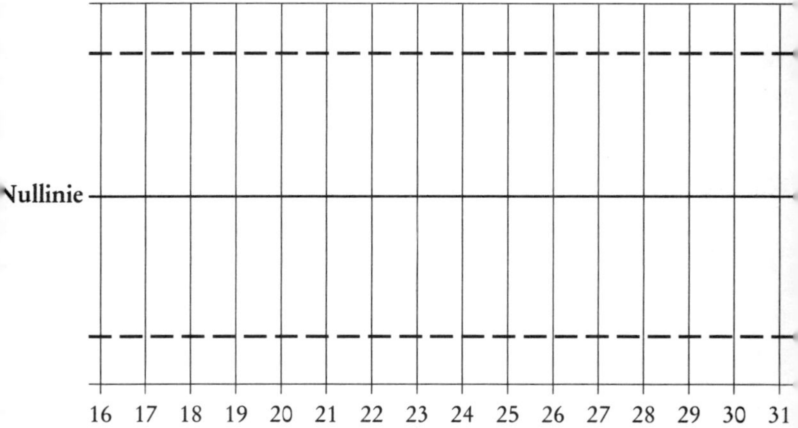

Lexikon medizinischer Fremdwörter

Adrenalin – Hormon des Nebennierenmarks, das durch Veränderung verschiedener Körperfunktionen in Notfällen (Streß) eine plötzliche Leistungssteigerung ermöglicht
Allergie – unerwartete Überempfindlichkeit gegen Einflüsse, die Gesunde ohne Reaktion vertragen
Anatomie – Lehre vom Bau der Körperteile und ihrer Lage
Antihistamine – Arzneimittel, welche bei allergischen Reaktionen die Bildung von Histamin unterdrücken
Appendix – Wurmfortsatz (umgangssprachlich: Blinddarm)
Autogenes Training – systematisch aufgebaute Methode zur Selbstentspannung und Selbstbeeinflussung
Autorhythmometrie – Selbstmessung rhythmisch schwankender Körperfunktionen
axillar – zur Achselhöhle gehörend
Basen – Stoffe mit alkalischer Reaktion (Gegenteil: Säuren)
Biotropie – Wetterlagen mit Einfluß auf die Lebewesen
BSG (Blutkörperchen-Senkungsgeschwindigkeit) – Labortest zur Ermittlung der Geschwindigkeit, mit der rote Blutkörperchen im ungerinnbar gemachten Blut im Reagenzglas zu Boden sinken
Chromosom – Bestandteil des Zellkerns; die Zahl ist für jede Art von Lebewesen unterschiedlich (Mensch 46); auf ihm sind die Erbanlagen (Gene) angeordnet; die Geschlechtschromosomen werden mit XX (weiblich) und XY (männlich) gekennzeichnet
cirkadian – etwa einen Tag dauernder Biorhythmus
Cortisone – Untergruppe der Hormone der Nebennierenrinde (Corticosteroide), die eine wichtige Rolle bei der Auseinandersetzung des Körpers mit Schädigungen jeder Art und Ursache spielen
Depression – Zustand der Niedergeschlagenheit, Schwermut, Melancholie und Antriebsschwäche, der durch vielfältige Ursachen in unterschiedlicher Ausprägung entsteht
Desquamation – Abstoßung (zum Beispiel der Gebärmutterschleimhaut im Menstruationszyklus)

Desynchronisation – Störung des Gleichlaufs der inneren Uhren
Dystonie, vegetative – Störung im Zusammenspiel der vegetativen Nervensysteme des Sympathikus und Vagus mit vielfältiger Symptomatik
EEG – (Elektroenzephalographie) – Aufzeichnung der Hirnaktionsströme
Elektroklima – Gesamtheit der elektrischen Wellen in der Umwelt
Embolie – Verschluß einer Schlagader
Endokrinologie – Lehre von den Funktionen der Drüsen und Hormone
Epilepsie – Fallsucht, eine anfallsweise auftretende Hirnerkrankung
Erektion – Anschwellung und Versteifung von Schwellkörpern durch Blutstauung (zum Beispiel des männlichen Glieds)
Faradayscher Käfig – physikalische Vorrichtung aus Metall, die das Innere gegen elektrische Wellen (auch Blitze) abschirmt; im weiteren Sinn gehören nach der Wirkung auch Autos, Flugzeuge, Stahlbetonbauten und ähnliches dazu
Follikel – Bläschen, zum Beispiel im weiblichen Eierstock
Frigidität – unterentwickelter weiblicher Geschlechtstrieb oder Unvermögen der Frau, zum sexuellen Höhepunkt zu gelangen
Ganglien – Ansammlungen von Nervenzellen zur Erregungsleitung von einer Nervenfaser auf die nächste
Gelbkörper – bildet sich im Eierstock nach Ausstoßung des Eies als Drüse, die Gelbkörperhormone produziert
Gestagene – Geschlechtshormone der Frau, die im Gelbkörper entstehen und bei Befruchtung bewirken, daß das in der Gebärmutterschleimhaut eingenistete Ei nicht abgestoßen wird
Glykogen – Leberstärke, ein Kohlenhydrat vor allem in Leber und Muskeln, das die Rolle eines Reservestoffs spielt
Graaf'scher Follikel – Bläschen im Eierstock der Frau, in dem das befruchtungsfähige Ei reift; platzt beim Eisprung
Grüner Star (Glaukom) – Augenkrankheit mit erhöhtem Augeninnendruck
Histamin – hormonartige Substanz, die durch Einwirkung äußerer Reize in Geweben entsteht und allergische örtliche oder allgemeine Symptome (Schock) hervorruft
Hormone – körpereigene Wirkstoffe vor allem aus Drüsen, die lebensnotwendige Steuerungsfunktionen ausüben
Hypertonie – Bluthochdruck; Hypotonie – zu niedriger Blutdruck
Hypnose – Zustand eingeschränkter Bewußtheit, der die Beeinflussung durch Dritte ermöglicht; gehört zu den Methoden der Seelenheilkunde

Hypochondrie – übersteigerte Krankheitsangst bis zum Wahn; Einbildung von Krankheiten

Hypophyse – Hirnanhangdrüse, bestehend aus Vorder- und Hinterlappen mit unterschiedlichen Aufgaben; steuert als übergeordnetes Zentrum vor allem die anderen Hormondrüsen

Impotenz – Unvermögen des Mannes zur Zeugung oder zum Vollzug des normalen Geschlechtsverkehrs

Indikation – Heilanzeige zur Durchführung einer Behandlungsmaßnahme

Infarkt – Verstopfung einer kleinen Schlagader mit Absterben des von ihr vorher mit Blut versorgten Gewebeabschnitts (vor allem am Herzen)

infradian – länger als einen Tag dauernder Biorhythmus

Insulin – Hormon der Bauchspeicheldrüse zur Blutzuckerregulierung

Klitoris – Teil der weiblichen Geschlechtsorgane, der als Schwellkörper bei sexueller Erregung wie das männliche Glied anschwillt und Lustgefühle hervorruft

Leukozyten – weiße Blutkörperchen

manisch-depressive Krankheit – Psychose (veraltet: Geisteskrankheit) mit Phasen tiefer Depression, die mit grundlos gehobener Stimmung (Manie) wechseln können; manchmal nur Depression oder nur Manie

Medizinmeteorologie – Zweig der Medizin, der den Einfluß des Wetters auf den Menschen untersucht

Menstruation – Monatsblutung der Frau im gebärfähigen Alter

Menstruationszyklus – Veränderungen an den inneren Geschlechtsorganen der gebärfähigen Frau, gerechnet vom ersten Tag der Monatsblutung bis zum letzten Tag vor der nächsten Blutung

Mikrogramm – ein Millionstel Gramm; auch ein Tausendstel Milligramm

Milligramm – ein Tausendstel Gramm

Milliliter – ein Tausendstel Liter

Nervensystem, vegetatives – der Willenssteuerung nicht unterworfener, aus Sympathikus und Parasympathikus (Vagus) bestehender Anteil des Nervensystems, der lebenswichtige Körperfunktionen selbständig steuert und auch als Vermittler zwischen Körper und Seelenleben gilt

Nervensystem, zentrales – besteht aus Gehirn und Rückenmark

Östrogene – Geschlechtshormone der Frau, die im Follikel entstehen und die Gebärmutterschleimhaut auf die Aufnahme des Eies nach der Befruchtung vorbereiten

oral – durch den Mund, im Mund
Penicillin – Arzneimittel aus der Gruppe der Antibiotika, das Bakterien schädigt oder abtötet; aus einem Pilz gewonnen
Physiologie – Wissenschaft vom Körper und seinen Lebensvorgängen
Proliferation – Gewebsvermehrung, Wucherung
psychosomatisch – seelisch-körperlich
psychosozial – seelisch-gesellschaftlich (Zusammenhang zwischen Gesellschaft und Seelenleben des einzelnen)
Reflex – automatisch ohne Willen ablaufender Vorgang, vor allem Muskelbewegungen
rektal – durch den After, den Mastdarm betreffend
Säure-Basen-Verhältnis – im Verlauf des Tages schwankendes Verhältnis der Säuren zu den Basen im Körper; wird auch durch Nahrung beeinflußt, Störungen führen zu Krankheiten
Salmonellen – Bakteriengattung, die vor allem Darminfektionen hervorruft
Schizophrenie – Psychose (veraltet: Geisteskrankheit) mit unterschiedlichen Verlaufsformen
Schlaganfall – plötzlicher oder allmählicher Ausfall von Hirnteilen durch Gefäßverschluß oder plötzliche Blutung
Sympathikus – Anteil des vegetativen Nervensystems, der am Tag überwiegt und vor allem auf Leistung ausgerichtet ist; Gegenspieler: Parasympathikus (s. a. Vagus)
Testosteron – männliches Geschlechtshormon
Thrombose – Bildung von Blutgerinnseln vor allem in Venen
ultradian – kürzer als einen Tag dauernder Biorhythmus
Vagus – der 10. Hirnnerv, in der Praxis oft im Sinne von Parasympathikus gebraucht
Zeit, äußere tatsächliche Zeit – die unsere Uhren anzeigen
. . ., biologische (innere) – die davon unabhängige Zeit der inneren Uhren, die für die Biorhythmen zuständig sind
. . ., soziale – Gewohnheiten der Menschen eines bestimmten Kulturkreises, die sich vor allem an der äußeren Zeit orientieren
Zirbeldrüse – Hirndrüse mit noch wenig erforschten Aufgaben; ihre Hormone spielen unter anderem eine Rolle bei Depressionen und für den Traumschlaf (Vasotocin)

Register

humboldt-taschenbücher

Praktische Ratgeber

Haushalt

Partybuch (231)
Küchenkräuter-Garten (476)
Küche und gesunde Ernährung (482)
Advent u. Weihn. feiern (511)

Getränke

Mixgetränke (218)
Deutsche Weine (361)
Alkoholfreie Mixgetränke (396)

Kind und Erziehung

Vornamen (210/505)
Unser Baby (233)
Schwangerschaft/Geburt (392)
Schwangerschafts-Gymnastik (468)

Tips für Kinder

Kinderspiele (47)
Was Kinder basteln (172)
Was Kinder raten (193)

Gesundheit

Erste Hilfe (207)
Kneippkur (230)
Autogenes Training (336)
Rückenschmerzen (339)
Guter Schlaf (354)
Heilmassage (355)
Rheuma (364)
Allergien (365)
Hautkrankheiten (388)
Sauna (406)
Heilfasten (407)
Kopfschmerzen (408)
Naturheilkunde (410)
Entspannungs-Training (430)
Depressionen (431)
Bandscheibenbeschwerd. (442)
Schluß mit dem Streß! (452)
Frauenkrankheiten (455)
Selbsthilfe durch Autogenes Training (466)
Elektro-Akupunktur (480)
Kranke Seele (484)
Biorythmus (494)
Gesund + fit (501)
Massage-ABC (507)
Autogenes Training und Meditation (510)
Häusliche Krankenpflege (516)
Hämorrhoiden + Darmleiden (518)
Chinesische Atem- und Heilgymnastik (534)
Homöopathie (553)
Haus- und Heilmittel (562)
Erfolgsgeheimnis Selbsthypnose (571)
Schluß mit dem Rauchen! (572)
Ratgeber Wechseljahre (589)
Rezeptfreie Medikamente (593)

Schönheit

Schönheitstips (203)
Schönheitspflege (343)
Welche Farben stehen mir? (577)

Praktische Lebenshilfe

Leichter lernen (191)
Traumbuch (226)
Reden f. jeden Anlaß (247)
Handschriften deuten (274)
Angst erkennen (276)
Gästebuch (287)
Gutes Benehmen (303)
Partnerwahl (312)
Gedächtnis-Training (313)
Superlearning (491)
Alkohol – das Problem (497)
Testament und Nachlaß (514)
Unterhalt zahlen (515)
Hochzeitsratgeber (529)
Prüfe Deine Menschenkenntnis (531)
Mietrecht knapp + klar (532)
Schlankwerden (550)
Ernährungsratgeber (586)
Yoga für Frauen (588)
Körpersprache (590)
Behörden-Wegweiser (592)
Das korrekte Testament (594)
Weniger Steuern zahlen (595)

Computer

Datenverarbeitung (200)
Mikroprozessoren (338)
Tischcomputer (415)
BASIC Anfänger (456)
Bildschirmtext (457)
Schachcomputer (465)
BASIC Fortgeschrittene (496)
BASIC-Dialekte (524)
Lernen mit dem Homecomputer (525)
Spielend Programmieren (526)
Programmiersprache PASCAL (551)
Richtiger Computer (564)
Bausteine für BASIC-Programme (591)

Briefe schreiben

Geschäftsbriefe (229)
Komma-Lexikon (259)
Briefe besser schreiben (301)
Liebesbriefe schreiben (377)
An Behörden schreiben (409)
Gutes Deutsch – der Schlüssel zum Erfolg! (535)
Musterbriefe für den persönlichen Bereich (538)
Dichten und Reimen (545)

Beruf

Buchführung (211)
So bewirbt man sich (255)
Eignungstests (463)
Existenzgründung (498)
Sich bewerben und vorstellen (537)
Eignungs- und Persönlichkeitstests (548)
Arbeitszeugnisse (573)
Prüfungen – mit Erfolg! (582)
Arbeitslos – was nun? (597)

Fotografieren

Fotolexikon (308)

Zimmerpflanzen/Blumen

Zimmerpflanzen (270)
Kakteen (271)
100 schönste Kakteen (370)
Die schönsten Zimmerpfl. (428)
Wenn Zimmerpflanzen nicht gedeihen (549)
Zimmerpflanzen selbst ziehen (585)

Haustiere

Katzen (212)
Dackel (224)
Schäferhunde (298)
Wie erziehe ich m. Hund (371)
Aquarienfische (447)
Katzenrassen (506)
Welcher Hundetyp (512)
Meine Wohnungskatze (536)
Was will meine Katze mir sagen? (557)

Kochen

Küchentips

Schnellkochtopf (251)
Milch, Quark, Joghurt (440)
Vegetarische Küche (503)
Vollwertkost (504)
Kinderkost (519)
Wildpflanzen-Gerichte (523)
Plätzchen, Pralinen, Salzgebäck (544)
Brotbacken (576)

Diät/Leichte Kost

Diät f. Diabetiker (257)
Diätkost f. Leber/Gallenkr. (260)
Schlankheitsküche (316)
Diabetiker-Backbuch (570)

Kalte Küche

Salate (286)

Fleisch- u. Fischgerichte

Fondue (294)
Tontopfgerichte (367)

Nachspeisen

Eisspezialitäten (554)

Ausländische Küche

Ital. Küche (328)
Chines. Küche (366)
Franz. Küche (405)

Freizeit-Hobby-Quiz

Mein liebstes Hobby

Zierfische (171)
Mikroskopieren (249)
Modelleisenbahn (266)
Mein Aquarium (272)
Pfeiferauchen (318)
Deutsche Volks- und Wanderlieder (331)
Tanzen (362)
Gitarrenschule (390)
100 Volkslieder aus aller Welt (400)
Elektron. Bauelemente (414)
Kegelspiele (487)
Folkgitarre (555)
Elektron. Basteln (560)

Handarbeiten

Stricken (315)
Schönste Strickmuster (492)
Weben (513)
Häkelmuster (521)
Wir stricken und häkeln für Kinder (542)
Patchwork (559)
Puppenkleider selbst nähen (569)

humboldt-taschenbücher

Künstlerisches Gestalten

Zeichnen (268)
Malen (381)
Töpfern (384)
Trockenblumen (385)
Glasmalerei (402)
Aquarellmalerei (426)
Porzellan/Keramik bemal. (429)
Ölmalerei (450)
Salzteig modellieren (490)
Schöne Schriften (508)
Seidenmalerei (509)
Modellieren (543)
Schmuck gestalten (568)

Fotografieren/Filmen

Fotolexikon (308)
Filmen – Technik, Motive (330)
Fotokurs für Einsteiger (475)
Spaß mit Fototricks (478)
Pflanzen fotografieren (502)
Blitz- und Kunstlicht (540)
Gute Porträtfotos (558)
Fotolabor (563)
Bessere Urlaubsfotos (583)

Garten

Garten im Jahreslauf (202)
Balkon – Terrasse (350)
Hydrokultur (413)
Gartenteich (448)
Die 100 schönst. Gartenbl. (470)
Freude am Biogarten (474)
Laubbäume + Ziersträucher (527)
Rasen – Wiese –
Bodendecker (552)
Mein Gewächshaus (575)

Schach

Schach f. Anfänger (85)
Schach o. Partner f. Anf. (299)
Schachtaktik (363)
Eröffnungsspiele (386)
Schach ohne Partner
für Könner (432)
Bauer im Schachspiel (433)
Schachcomputer (465)
Spaß mit Schach (479)

Kartenspiele

Kartenspiele (199)
Skat (248)
Bridge (273)
Patiencen (293)
Schafkopf/Doppelkopf (481)
Kartenspiele –
einmal anders (541)
Tarot (546)
Skatkurs für Aufsteiger (587)

Gesellschaftsspiele

Spielen Sie mit (190)
Brettspiele/Denkspiele (282)
Schreibspiele/
Streichholzspiele (352)
200 Spiele (401)
Würfelspiele (412)
Zahlenspiele (443)
Domino (522)
Was spielen wir
in netter Runde (556)
Humboldt-Zauberbuch (567)

Quiz

Frag mich – ich antworte (23)
Wer weiß es (68)
Frag mich was (79)
Frag noch was (83)
Frag weiter (90)
Kreuzworträtsel-Lexikon (91)
Quiz i. Wort u. Bild (174)
Rätsel, leicht gelöst (263)

Tests

Spaß mit Tests (195)
Teste Deine Intelligenz (225)
Trimm dich geistig fit! (520)
Teste Dein Musikwissen (533)

Sport

Allgemein

Taschenlexikon d. Sports (302)

Fitness/Gymnastik/Yoga/Laufen

Yoga (82)
Gymnastik (228)
Yoga + Gymnastik (333)
Lauf dich fit (382)
Radfahren (421)
Vital durch Gymnastik (495)
Fit durch Bodybuilding (528)

Ballsportarten

Volleyball (436)
Fußball (451)
Das ist Golf (584)

Judo/Karate

Selbstverteidigung (178)
Judo/Karate/Taekwon-Do (372)
Judo für Jugendliche (391)
Judo – mein Freizeitsport (454)
Karate (493)

Sportschießen

Sportschießen (300)

Wassersport/Angeln

Angeln und Fischen (206)
Windsurfen (305)
Kanu (326)
Schwimmen (477)
Surfschein (499)
Segelführerschein A (500)

Skisport

Ski-Gymnastik (460)
Ski alpin (488)
Skibuch für Kinder u. Eltern (539)

Tennis/Squash

Tennis-Regeln (253)
Squash (360)
Tennis-Training (374)
Tennis: Schlagtechnik (420)

Reiten

Moderne Reitlehre (205)
Pferde u. Reiten (323)
Pferd f. Freizeit u. Sport (380)
Mit Pferden umgehen (427)
Reiten lernen (444)

Kegeln/Bowling/Billard

Kegeln (243)
Billard (419)
Kegelspiele (487)

Sprachen

Englisch

Englisch in 30 Tagen (11)*
Englisch f. Fortgeschr. (61)
Englisch – Bild f. Bild (296)
Englischer Basis-Wortschatz (574)
Englisch – jetzt in Comics (578)

Französisch

Französisch in 30 Tagen (40)*
Französisch f. Fortgeschr. (109)
Französisch – Bild f. Bild (297)
Französisch – jetzt in Comics (579)

Spanisch

Spanisch in 30 Tagen (57)*
Spanisch – Bild für Bild (345)
Spanisch – jetzt in Comics (581)

Italienisch

Italienisch in 30 Tagen (55)*
Italienisch f. Fortgeschr. (108)
Italienisch – Bild f. Bild (344)
Italienisch – jetzt in Comics (580)

Weitere Sprachen

Russisch in 20 Lekt. (81)
Dänisch in 30 Tagen (124)
Griechisch f. d. Urlaub (373)

Die mit * versehenen Sprachentitel gibt es auch als Buch **mit Übungscassette:** Englisch (800), Französisch (801), Italienisch (802), Spanisch (803).

Moderne Information

Kultur + Kunst

Baustile (351)
Was Kinder fragen (565)

Wirtschaft

Wirtschaftslexikon (24)
Betriebswirtschaft (153)

Philosophie

Wörterbuch d. Philosophie (485)

Geschichte

Staatsbürgerkunde (438)

Technik/Elektronik

Elektrotechnik (163)
Datenverarbeitung (200)
Mikroprozessoren (338)

Aktuelle Information

Weltatlas (227)
Astrologie (284)
Fremdwörterlexikon (446)
Handlesen (483)
Vornamenbuch (210/505)
Mein praktischer
Geburtstagskalender (530)
Sternzeichen (547)
Horoskopberechnung (561)
Musiklexikon (566)
Bauernweisheiten (596)

Psychologie

Psychoanalyse (168)
Psychologie (238)
Erkenne dich (283)
Wörterbuch
der Psychologie (416)

Medizin

Taschenlexikon Medizin (462)